まちがいさがしは脳を瞬間的・総合的に強化できる極めて

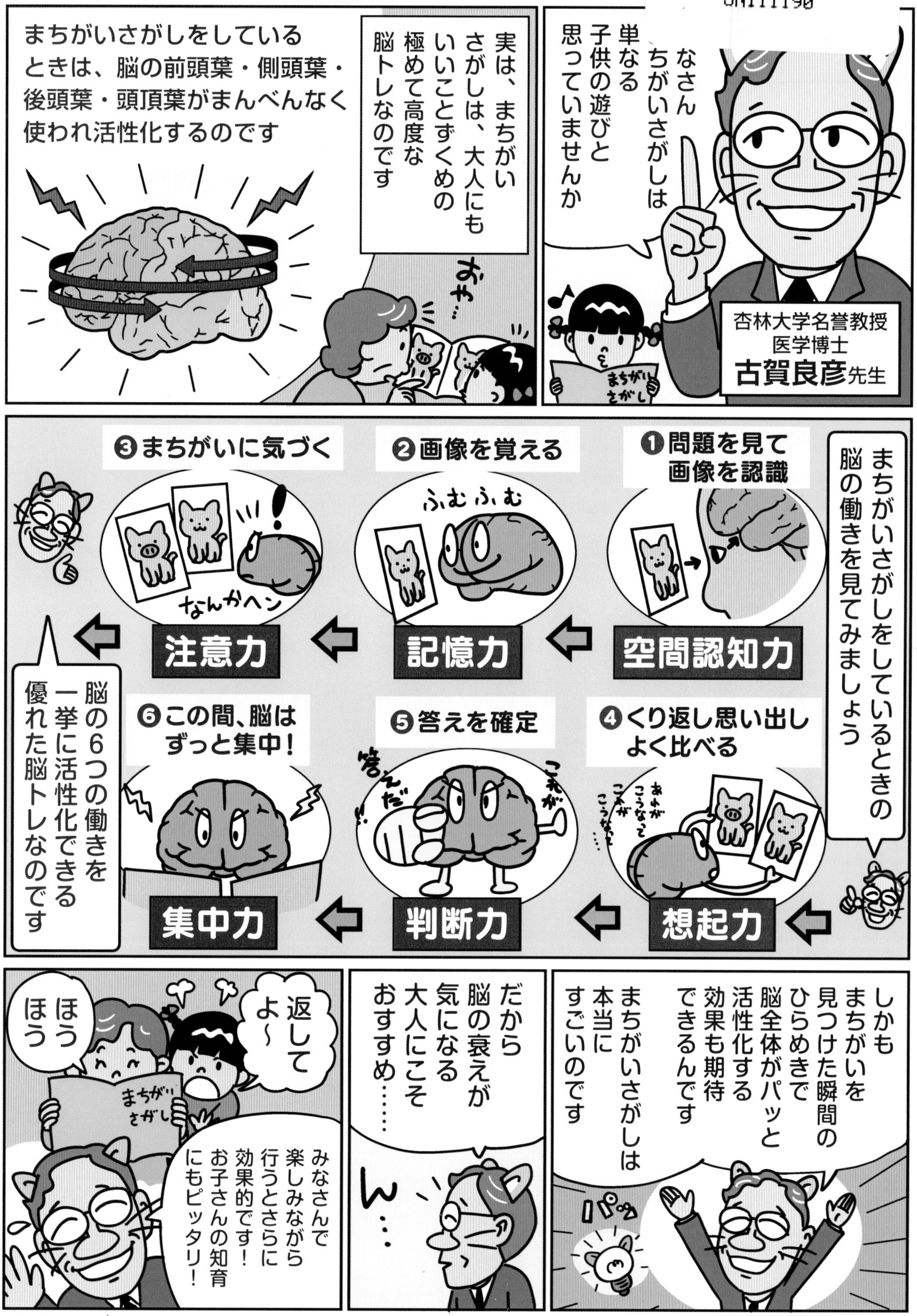

なさん
ちがいさがしは
単なる
子供の遊びと
思っていませんか
杏林大学名誉教授
医学博士
古賀良彦先生
まちがいさがし
実は、まちがいさがしは、大人にもいいことずくめの極めて高度な脳トレなのです
おや…
まちがいさがしをしているときは、脳の前頭葉・側頭葉・後頭葉・頭頂葉がまんべんなく使われ活性化するのです
まちがいさがしをしているときの脳の働きを見てみましょう
❶問題を見て画像を認識
空間認知力
❷画像を覚える
ふむふむ
記憶力
❸まちがいに気づく
なんかヘン
注意力
❹くり返し思い出しよく比べる
あれがこうなって
これがこうなって……
想起力
❺答えを確定
答えだ!!
これが
判断力
❻この間、脳はずっと集中！
集中力
脳の6つの働きを一挙に活性化できる優れた脳トレなのです
しかもまちがいを見つけた瞬間のひらめきで脳全体がパッと活性化する効果も期待できるんです
まちがいさがしは本当にすごいのです
パッ
だから脳の衰えが気になる大人にこそおすすめ……
ん…
返してよ～
ほうほう
まちがいさがし
みなさんで楽しみながら行うとさらに効果的です！お子さんの知育にもピッタリ！

「まちがいさがし」は単なる子供の遊びではなく、衰えやすい6大脳力が一挙に強まるすごい脳トレ

本当はすごい「まちがいさがし」

誰もが一度は楽しんだ経験がある「まちがいさがし」。**大人も子供もつい夢中**になってしまう不思議な魅力があることは、よくご存じでしょう。

実は、このまちがいさがし、**単なる「子供の遊び」ではない**ことが、脳科学的に明らかにされつつあります。何を隠そう、**脳のさまざまな部位の働きを瞬間的・総合的に強化できる、極めて高度な脳トレ**であることがわかってきたのです。

普段の生活で**テレビばかりみて**いたり、**ずっとぼんやり**していたりすると、脳はどんどん衰えてしまいます。記憶力が衰えて**物忘れ**が増えたり、集中力が低下して**飽きっぽく**なったり、注意力や判断力が弱まって**うっかりミス**が生じたり、感情をコントロールできなくなって**怒りっぽく**なったり、**やる気が減退**したりしてしまうのです。

そうした脳の衰えを防ぐ毎日の習慣としてぜひ取り入れてほしいのが、まちがいさがしです。脳は大きく4つの領域（前頭葉・頭頂葉・側頭葉・後頭葉）に分けられますが、まちがいさがしを行うと、その**すべての領域が一斉に活性化する**と考えられるからです。

まちがいさがしで出題される絵や写真の視覚情報はまず脳の**後頭葉**で認識され、**頭頂葉**で位置関係や形などが分析されます。次に、その情報は**側頭葉**に記憶されます。その記憶を頼りに、脳のほかの部位と連携しながら、意識を集中させてまちがいを見つけ出すのが、思考・判断をつかさどる脳の司令塔**「前頭葉」**の働きです。

あまり意識することはないと思いますが、まちがいさがしは、**脳の4大領域を効率よく働かせることができる稀有《けう》な脳トレ**でもあるのです。

まちがいさがしをするときの脳の各部位の働き

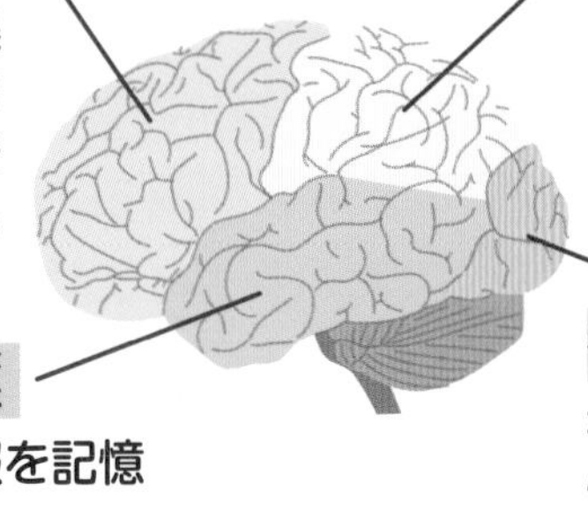

前頭葉
意識を集中させまちがいを見つける
頭頂葉
位置関係や形など視覚的空間処理
側頭葉
視覚情報を記憶
後頭葉
視覚からの情報処理

記憶力など6つの脳力を瞬間強化する高度な脳トレ

まちがいさがしが脳に及ぼす効果について、さらにくわしく見ていきましょう。

まず、まちがいさがしは脳トレのジャンルの中で、**「記憶系」**に分類されます。問題を解くには記憶力が必要になると同時に、まちがいさがしを解くことによって記憶力が強化されるのです。

実際に、2つ並んだ絵や写真からまちがい（相違点）を見つけるには、以下のような脳の作業が必要になってきます。

第一に、2つの絵や写真の細部や全体を視覚情報としてとらえ、一時的に覚える必要が出てきます。ここには**「空間認知」**と**「記憶」**の働きがかかわってきます。

第二に、直前の記憶を思い起こして、記憶にある視覚情報と今見ている絵や写真との間に相違点がないかに意識を向けていくことになります。ここで**「想起」**と**「注意」**の働きが必要になります。

第三に、相違点が本当に相違点であると気づくには、確認作業と「**判断**」力が必要になります。

そして、こうした一連の脳の働きを幾度となくくり返すためには、相応の「**集中**」力を要します。

つまり、まちがいさがしを解く過程では、主に**①記憶力（覚える力）**だけでなく、**②集中力（関心を持続する力）**、**③注意力（気づく力）**、**④判断力（正しく認識・評価する力）**、**⑤想起力（思い出す力）**、**⑥空間認知力（物の位置や形状、大きさを認知する力）**という「**６大脳力**」が総動員されるのです。

脳はある意味で筋肉と似ています。何歳になっても、使えば使うほど強化されます。つまり、まちがいさがしは、年とともに衰えやすい「６大脳力」を一挙に強化できる、極めて高度な脳トレだったのです。私が冒頭で「単なる子供の遊びではない」といった理由は、ここにあるわけです。

まちがいを見つけた瞬間 脳全体がパッと活性化

それだけではありません。まちがいさがしが優れているのは、「あ、ここが違う！」と気づいた瞬間に、一種の喜びに似た感覚を伴う「**ひらめき**」が生まれることです。このひらめきがまた、脳にとって最良の刺激になるのです。

新しいアイデアを思いついた瞬間、悩み事が解決した瞬間、何かをついに成し遂げた瞬間など、私たちがひらめきをひとたび感じると気分が高揚し、その瞬間に脳は一斉に活性化するのです。みなさんもこうした経験をしたことがあるでしょう。暗い気持ちがパッと晴れるような、暗闇の中、電球の明かりがパッと光るような、そんな感覚です。

まちがいさがしは、こうした**ひらめきに似た感覚を日常で手軽に体験できる優れた脳トレ**でもあるのです。

本書のまちがいさがしには、１問につき５つのまちがいが隠れています。つまり、ひらめきに似た感覚を体験できるチャンスが、１問につき５回も用意されているのです。

ねこのかわいい表情やしぐさに ときめきを感じて癒される脳活

まちがいさがしの脳活効果

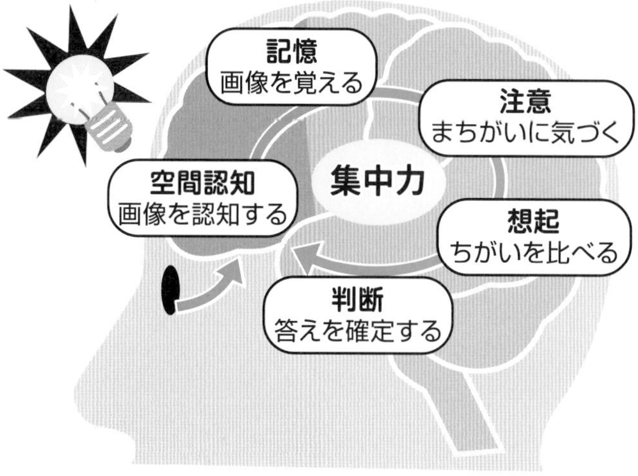
記憶
画像を覚える
注意
まちがいに気づく
集中力
空間認知
画像を認知する
想起
ちがいを比べる
判断
答えを確定する

おまけに、本書のまちがいさがしの題材は、みんな大好きな「**ねこの写真**」。表情豊かなねこたちの愛くるしい瞬間が集められています。

暗いニュースが多い昨今、**かわいさを極めたねこたちの表情やしぐさ**を見るだけで、**思わず顔がほころび、心が癒され、暗い気持ちがフッと軽くなる**のではないでしょうか。イライラや不安などネガティブな感情も、知らないうちに晴れやかで前向きな気分になっているかもしれません。

ねこなどの動物のかわいらしい姿を見ることは、人間の根源的な感情に働きかけて、**気持ちを明るく前向きに整えてくれる不思議な癒し効果**があるように思えてなりません。事実、**認知症の患者さんたちに動物と触れ合ってもらったり、動物の写真を見てもらったりすると、表情がパッと明るくなり、失われていた記憶を取り戻したり、不可解な言動が減ったりすることを、日々の診療でよく経験します。**

まちがいさがしをするときは、ねこたちのフワフワとした毛並みの感触、ゴロゴロとのどを鳴らしながらスヤスヤ眠るようす、どんな鳴き声を発しているのかなど、写真では得られない情報にも**想像**を巡らせてみるのもいいでしょう。脳全体のさらなる活性化につながるはずです。

さらに、まちがいさがしをするときは、一人でじっくり解くのもいいですが、家族や仲間とワイワイ競い合いながら取り組むのもいいでしょう。「ねこってこんな行動をするよね」「ここがかわいいよね」と、ねこの話に花を咲かせながら取り組むと、自然と円滑なコミュニケーションが生まれ、脳にとってさらにいい効果が期待できます。

最近、「脳への刺激が足りない」「ついボンヤリしてしまう」「ボーッとテレビばかりみている」……そんな人こそ、まちがいさがしの新習慣を始めてみましょう。めんどうなことは何一つありません。何しろ「にゃんと１分見るだけ！」でいいのですから。それだけで、記憶力をはじめとする脳の力を瞬時に強化することにつながるのです。

まだ半信半疑の方は、問題に取り組んでみてください。一とおりクリアするころには、１分以内にまちがいを探すときの「ドキドキ」と「ワクワク」、そしてねこのかわいさに思わずキュンとしてしまう「ときめき」で、夢中になっているはずです。ときめきを感じて癒されながら没頭して脳を活性化できるねこのまちがいさがしは、まさに最強の脳トレの一つといっていいでしょう。

まちがいさがしの6大効果

空間認知力を強化

物の位置や形状、大きさを正確に把握する脳力が高まるので、物をなくしたり、道に迷ったり、何かにぶつかったり、転倒したり、車の運転ミスをしたりという状況を避けやすくなる。

記憶力を強化

特に短期記憶の力が磨かれ、物忘れをしたり、物をなくしたり、同じ話を何度もしたり、仕事や料理などの作業でモタついたりすることを防ぎやすくなる。

想起力を強化

直前の記憶を何度も思い出す必要があるので想起力が磨かれ、人や物の名前が出てこなくなったり、アレソレなどの言葉が増えたり、会話中に言葉につまったりするのを防ぎやすくなる。

注意力を強化

些細な違いや違和感に気づきやすくなるため、忘れ物や見落としが少なくなり、うっかりミスが防げて、めんどうな家事や仕事もまちがいなくこなせるようになる。

判断力を強化

とっさの判断ができるようになるため、道を歩いているときに車や人をうまく避けられたり、スーパーなどで商品を選ぶときに的確な選択が素早くできたりする。

集中力を強化

頭がさえている時間が長くなり、テレビのニュースや新聞の内容をよく理解できて、人との会話でも聞き逃しが少なくなる。根気が続くようになり趣味や仕事が充実してくる。

●本書のまちがいさがしのやり方●

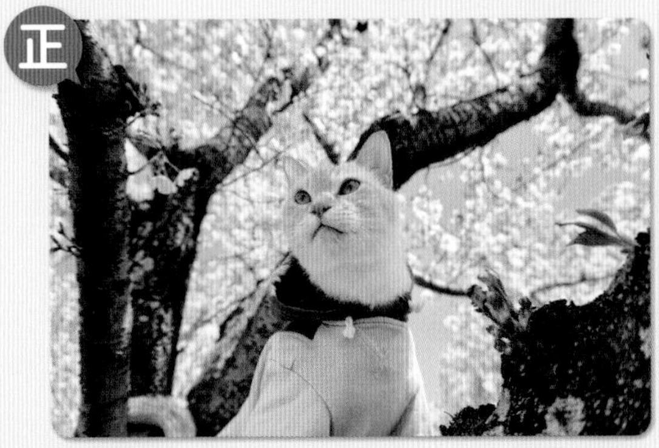

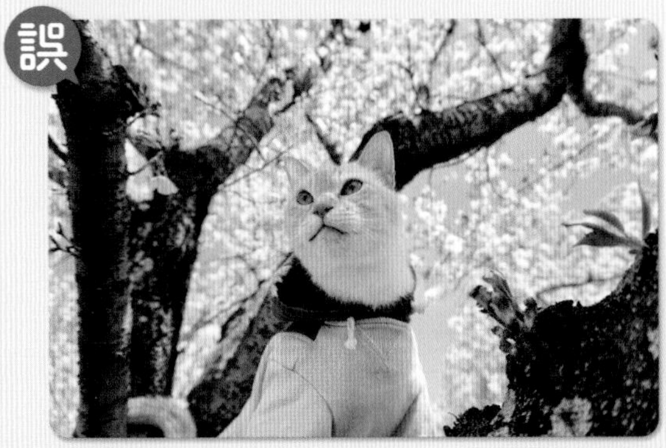

「正」と「誤」を見比べて、まず、１分間にまちがい（相違点）を何個見つけられるか数えてください。１問につきまちがいは5つ隠れています。全部見つけられなかったときは、次に、5つのまちがいをすべて見つけるまでの時間を計測してください。楽しみながら解くのが、脳活効果を高めるコツです。

1 おしゃれ初心者ねこ

レースの網に
引っかかったにゃ

1分で見つけた数	個
全部見つけるまでの時間	分　秒

正

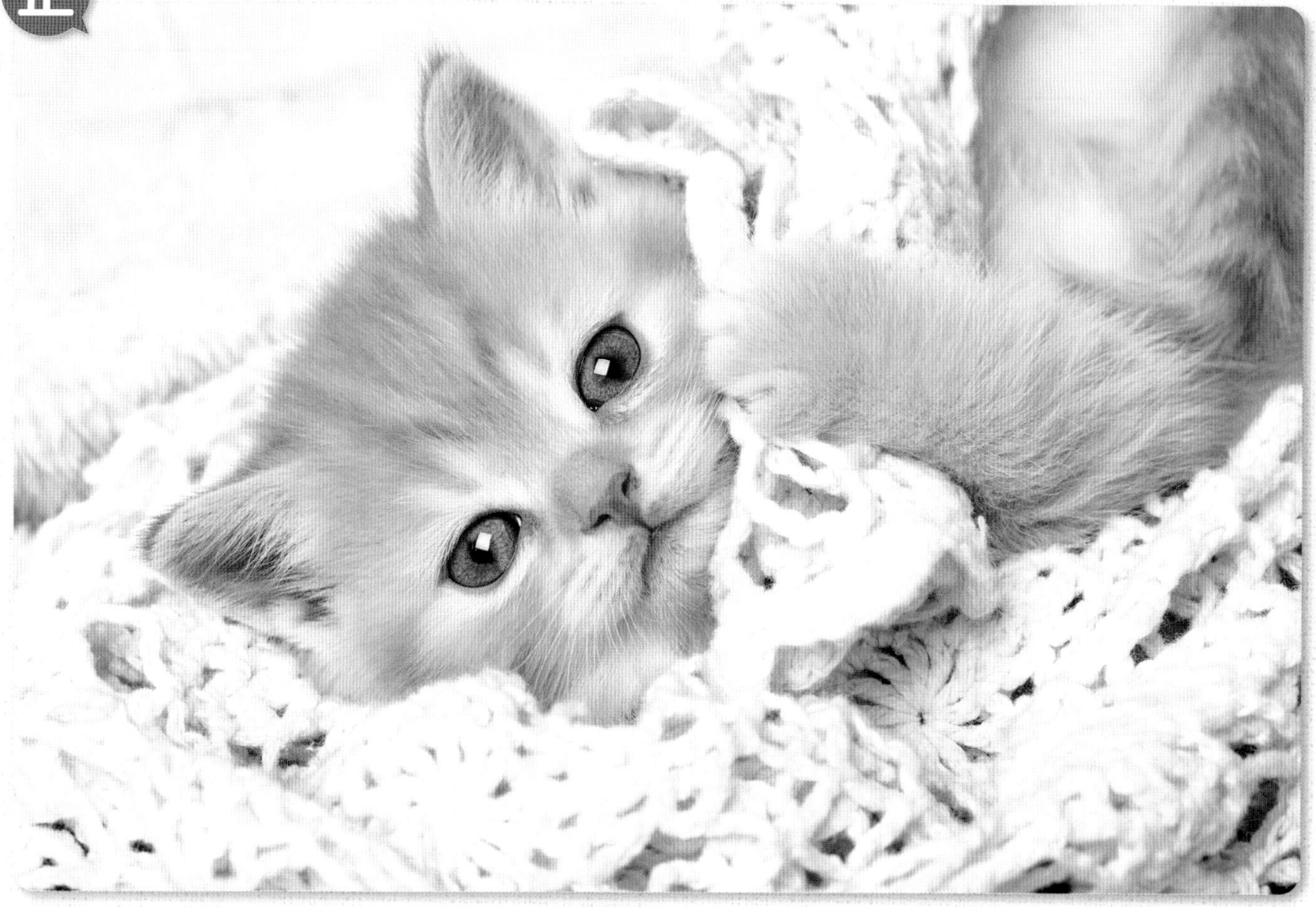

誤

まちがいは５つ。１分で探してにゃ。

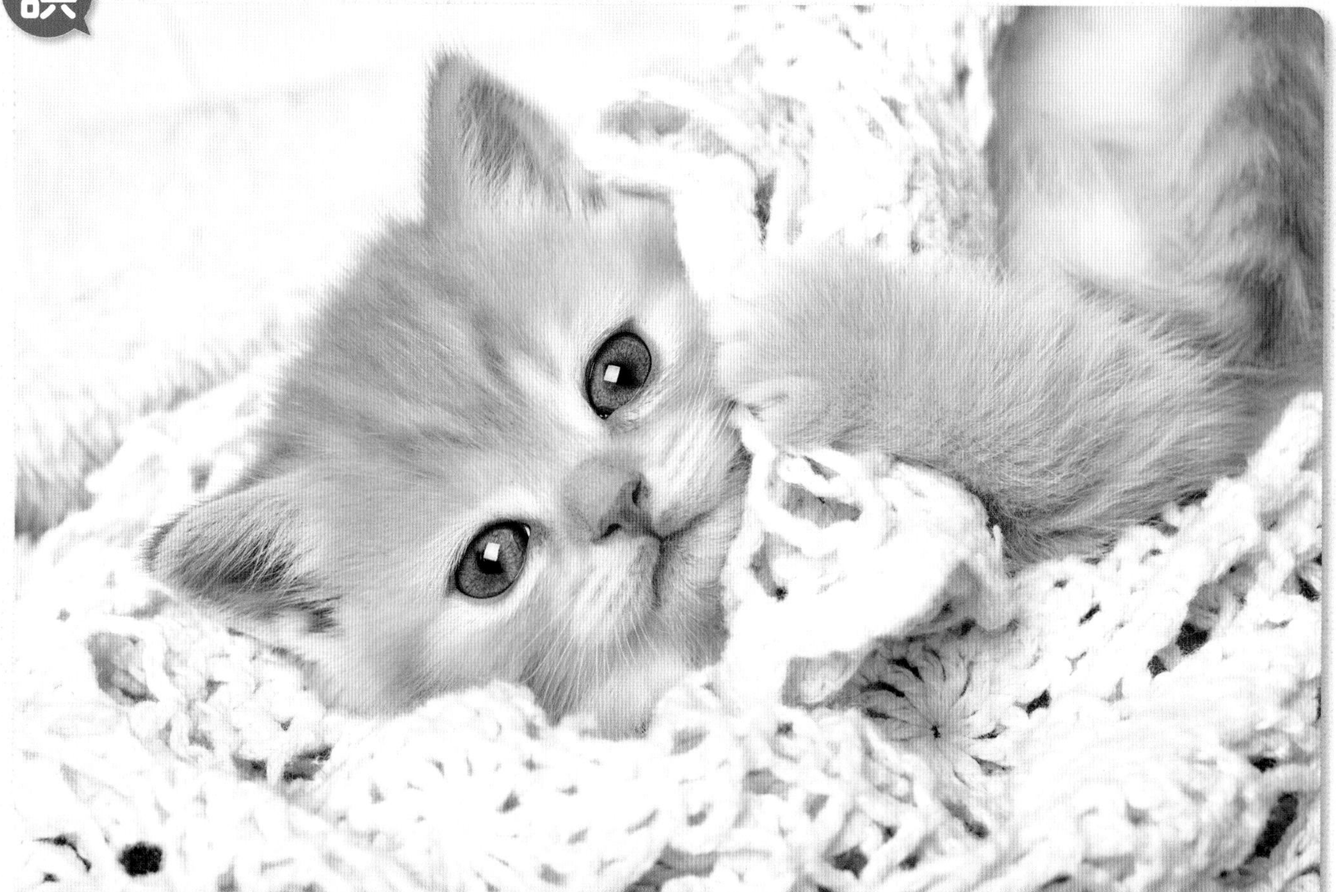

➡解答は64ページ

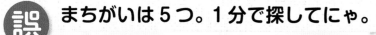

2 うらにゃい師

あなた、
ポケットにおやつを
隠していますね

1分で見つけた数	個
全部見つけるまでの時間	分　秒

正

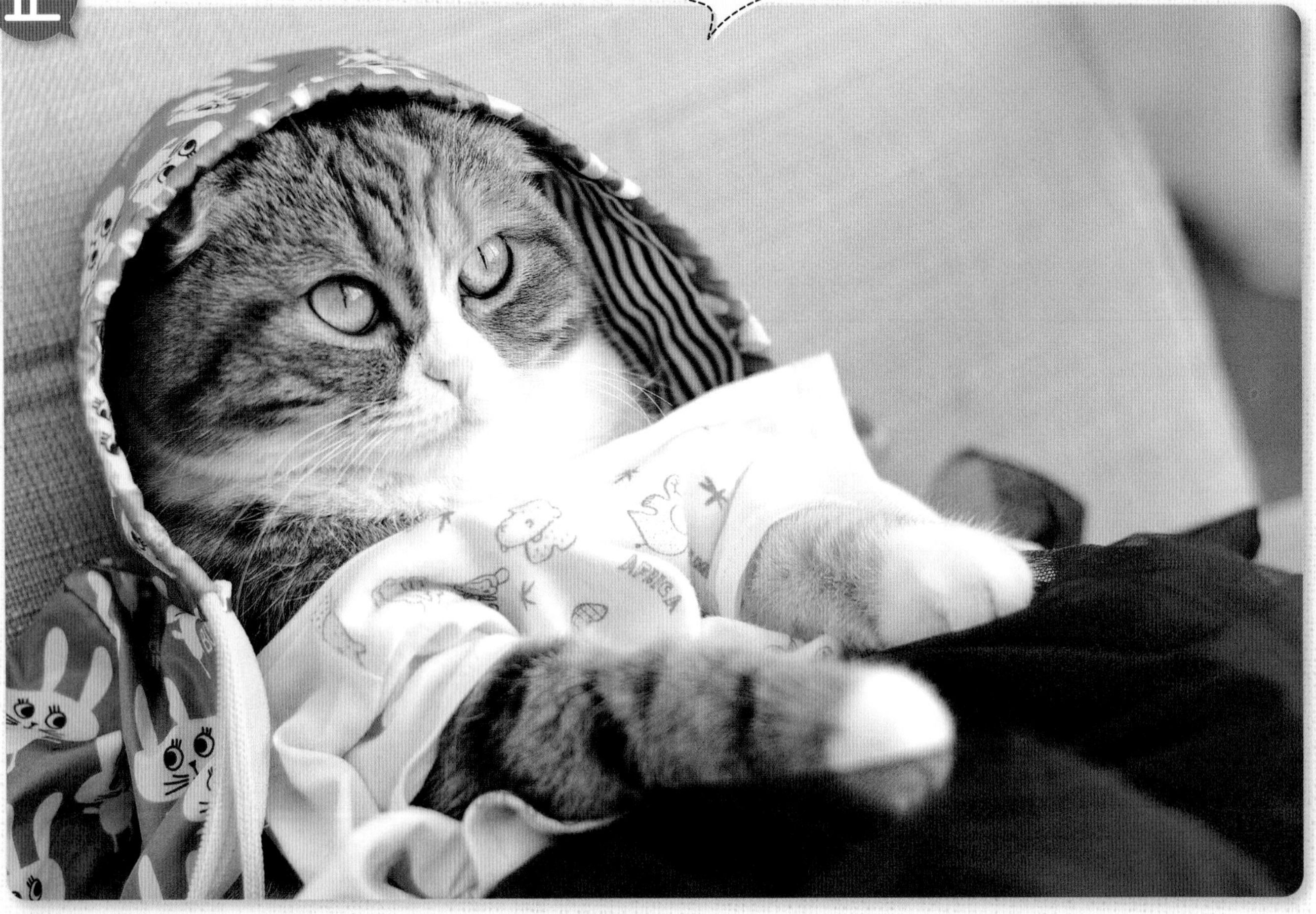

誤　まちがいは5つ。1分で探してにゃ。

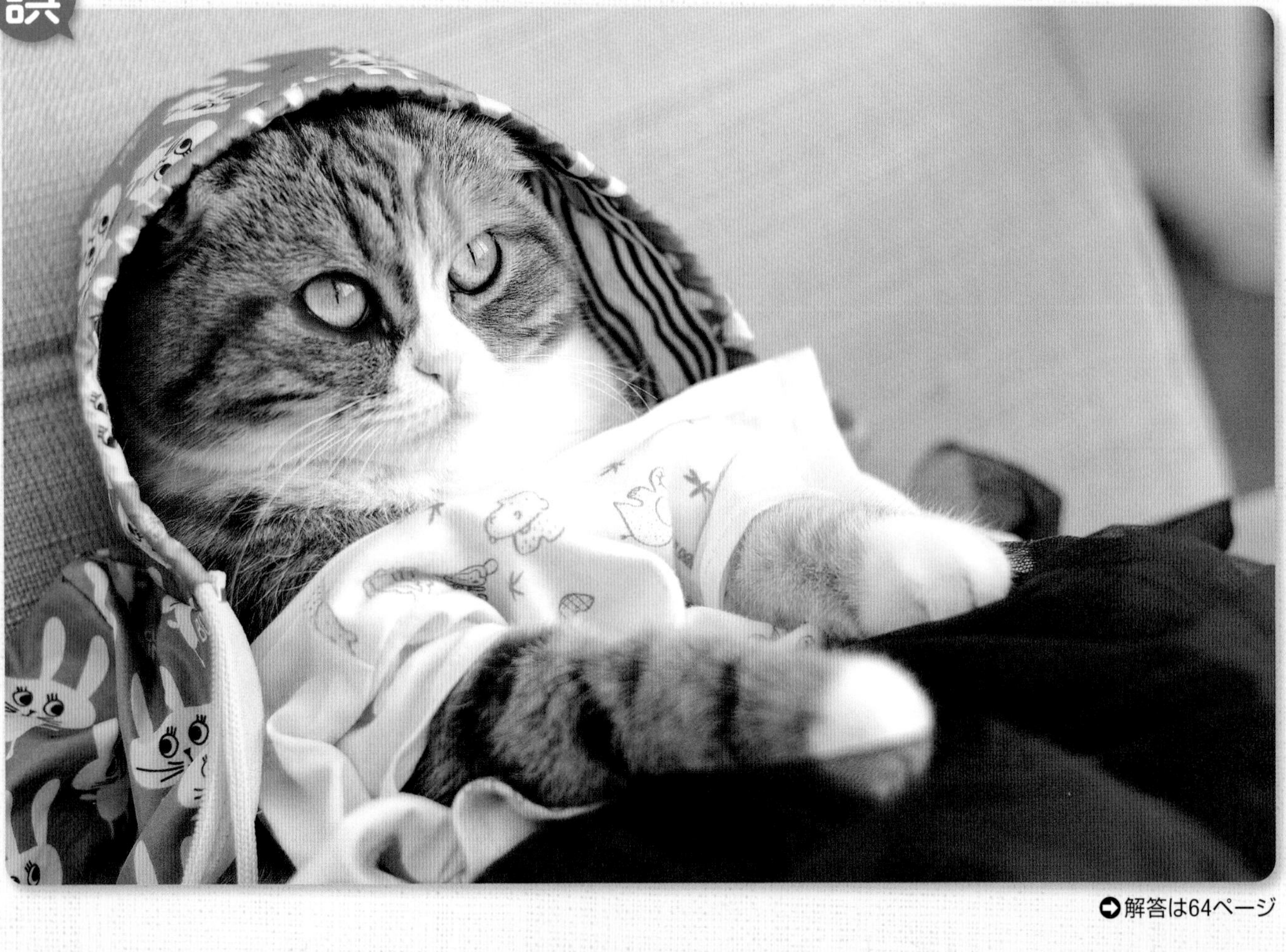

➡解答は64ページ

3 納涼ねこ

このうちわ
どうやって取るにゃ？

1分で見つけた数	個
全部見つけるまでの時間	分　秒

正

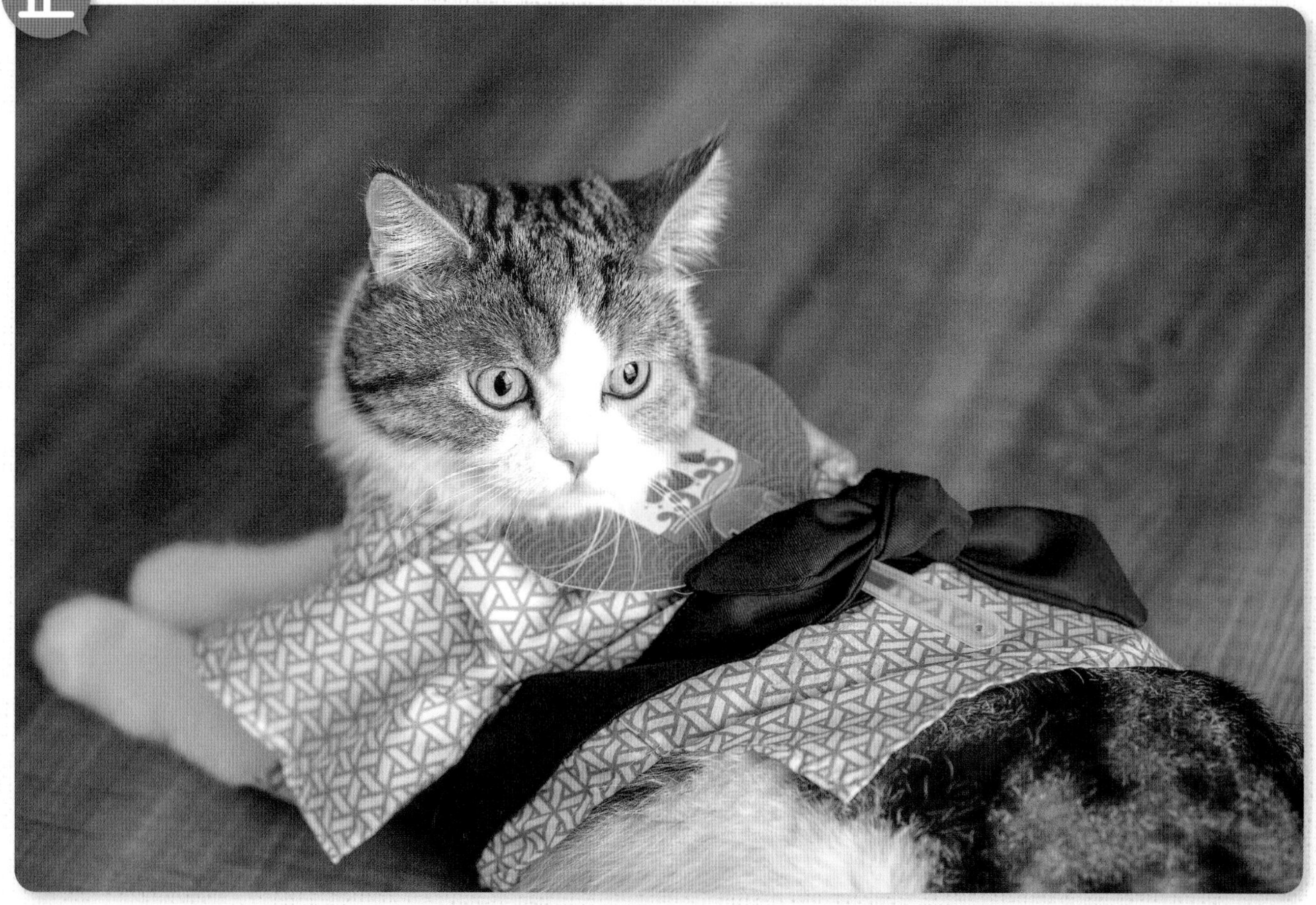

誤　まちがいは５つ。１分で探してにゃ。

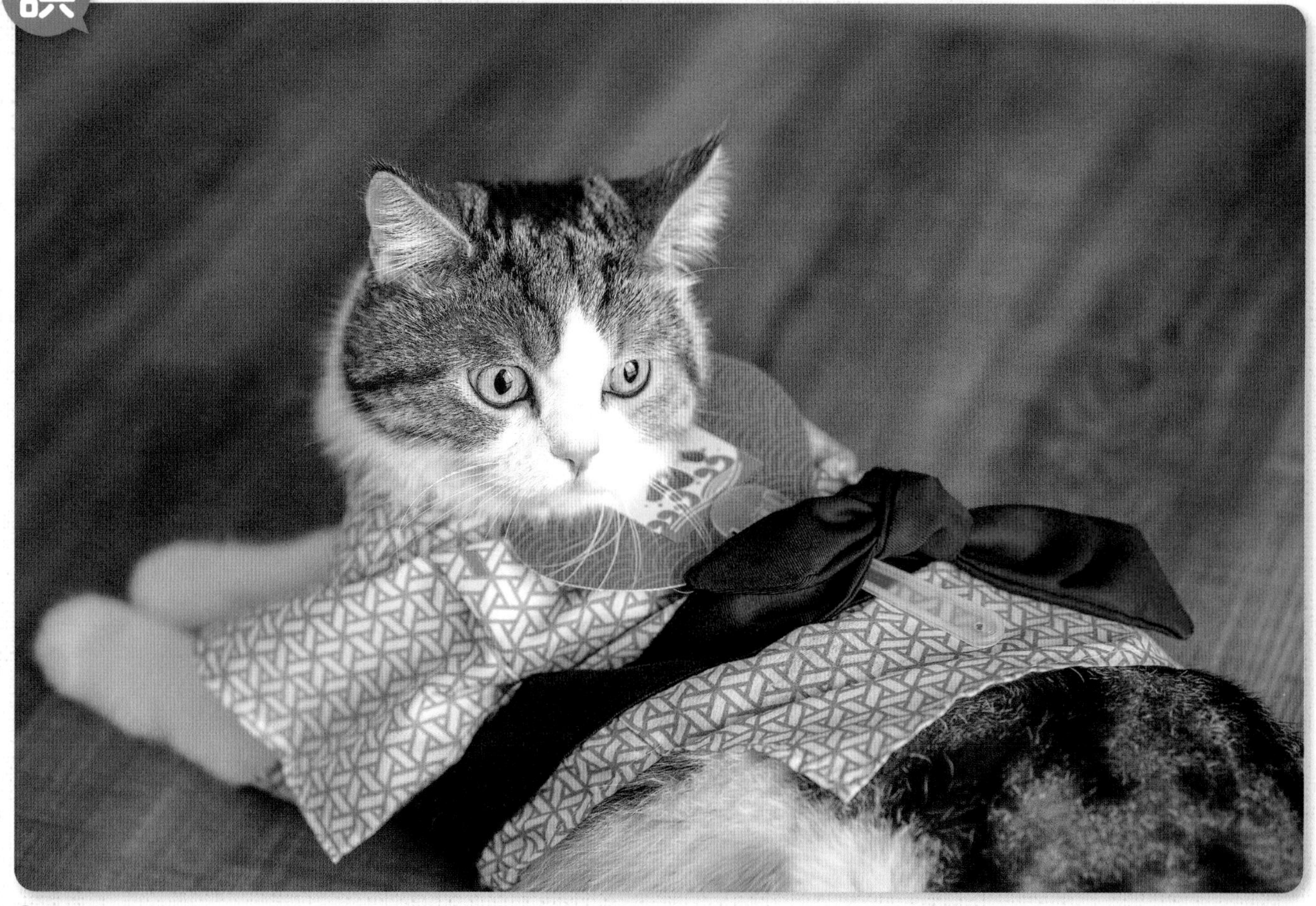

➡解答は64ページ

4 トリックオアねこ

うわ、ご主人が
お菓子もらいに来たぞ！
クマちゃん隠れて!!

1分で見つけた数	個
全部見つけるまでの時間	分　秒

正

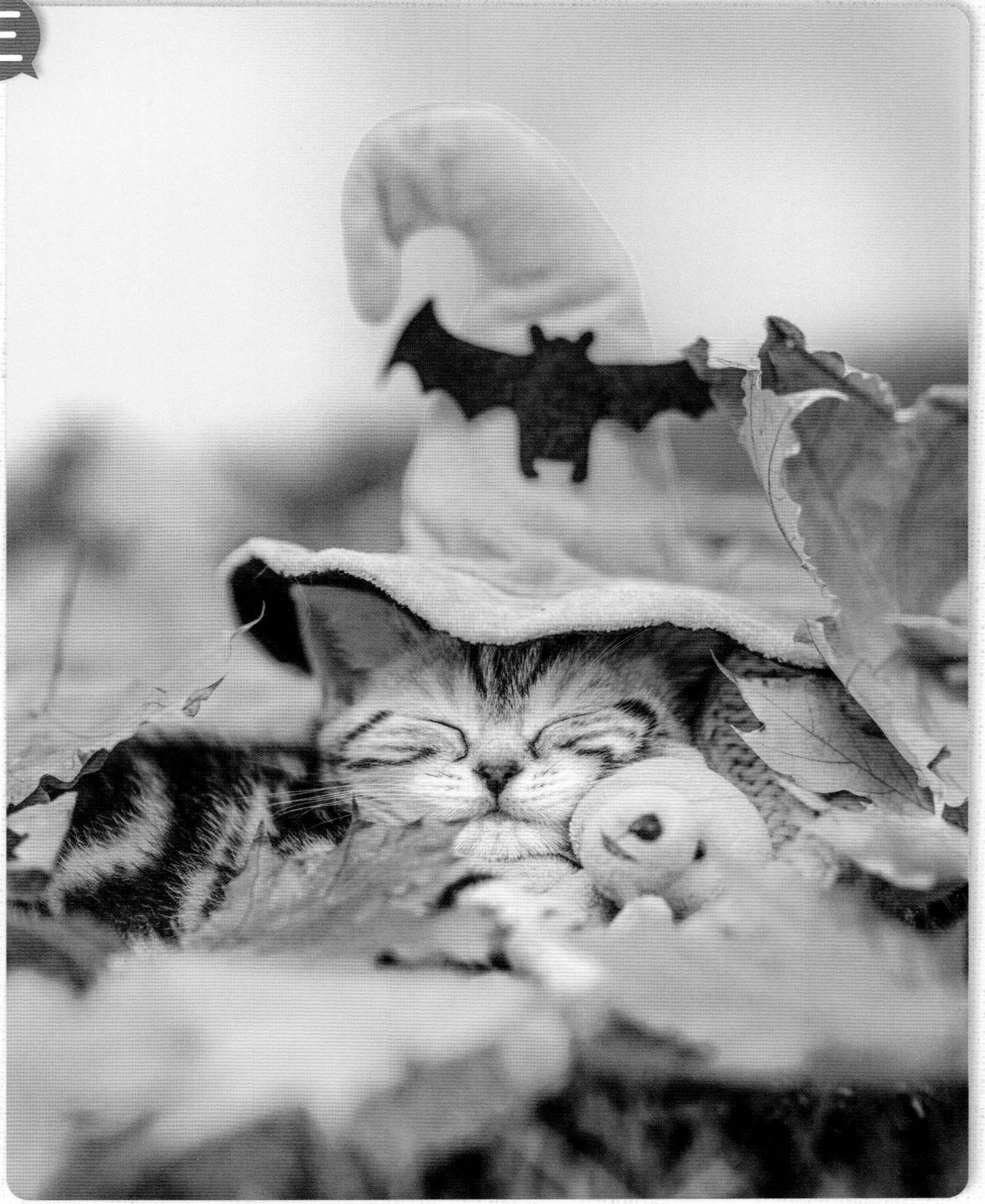

まちがいは5つ。1分で探してにゃ。

誤

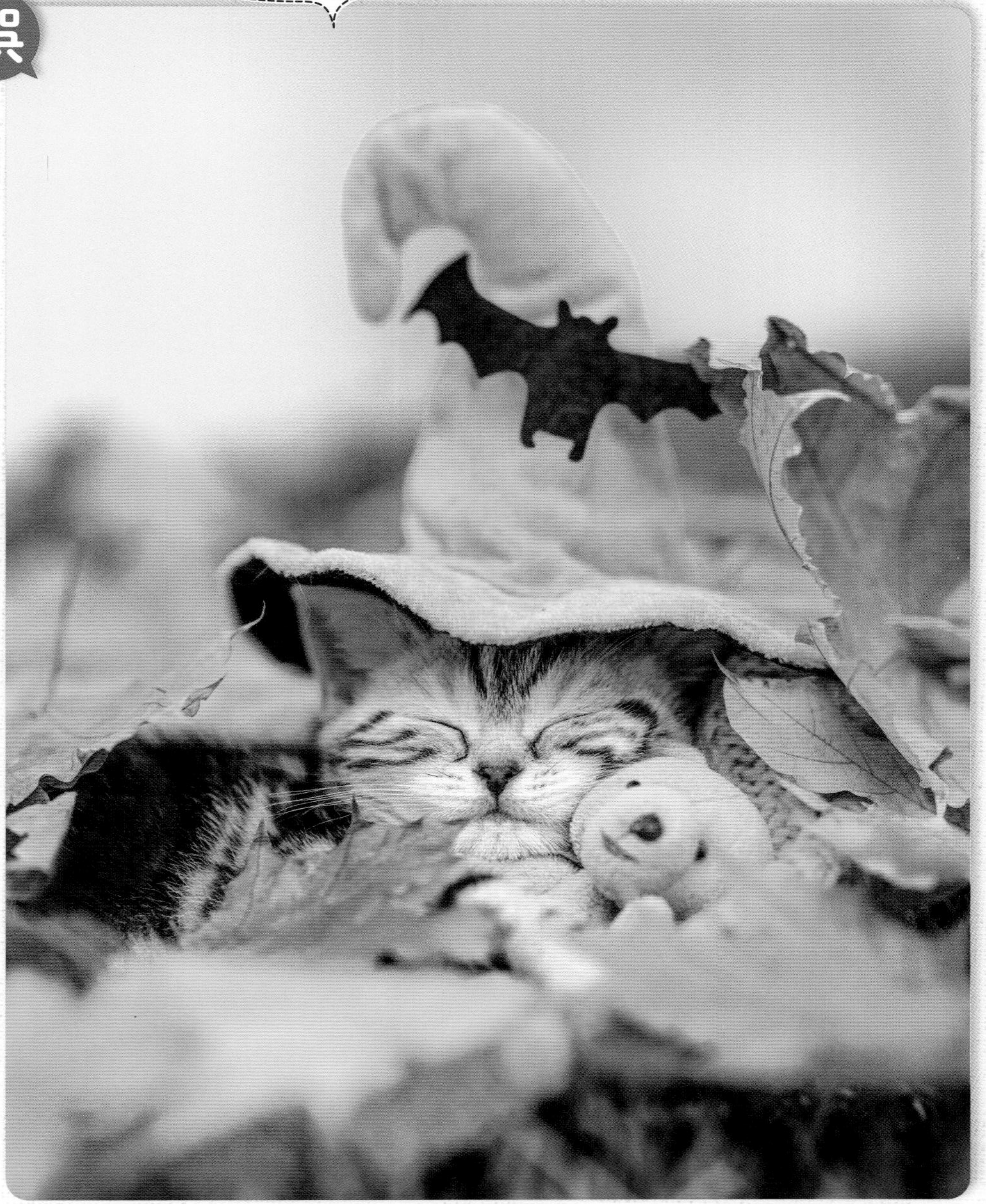

➡解答は64ページ

5 眠たい日のねこ

え！　仕事してから
まだ10分しか
経ってないの?!

1分で見つけた数	個
全部見つけるまでの時間	分　秒

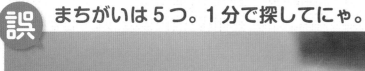

正

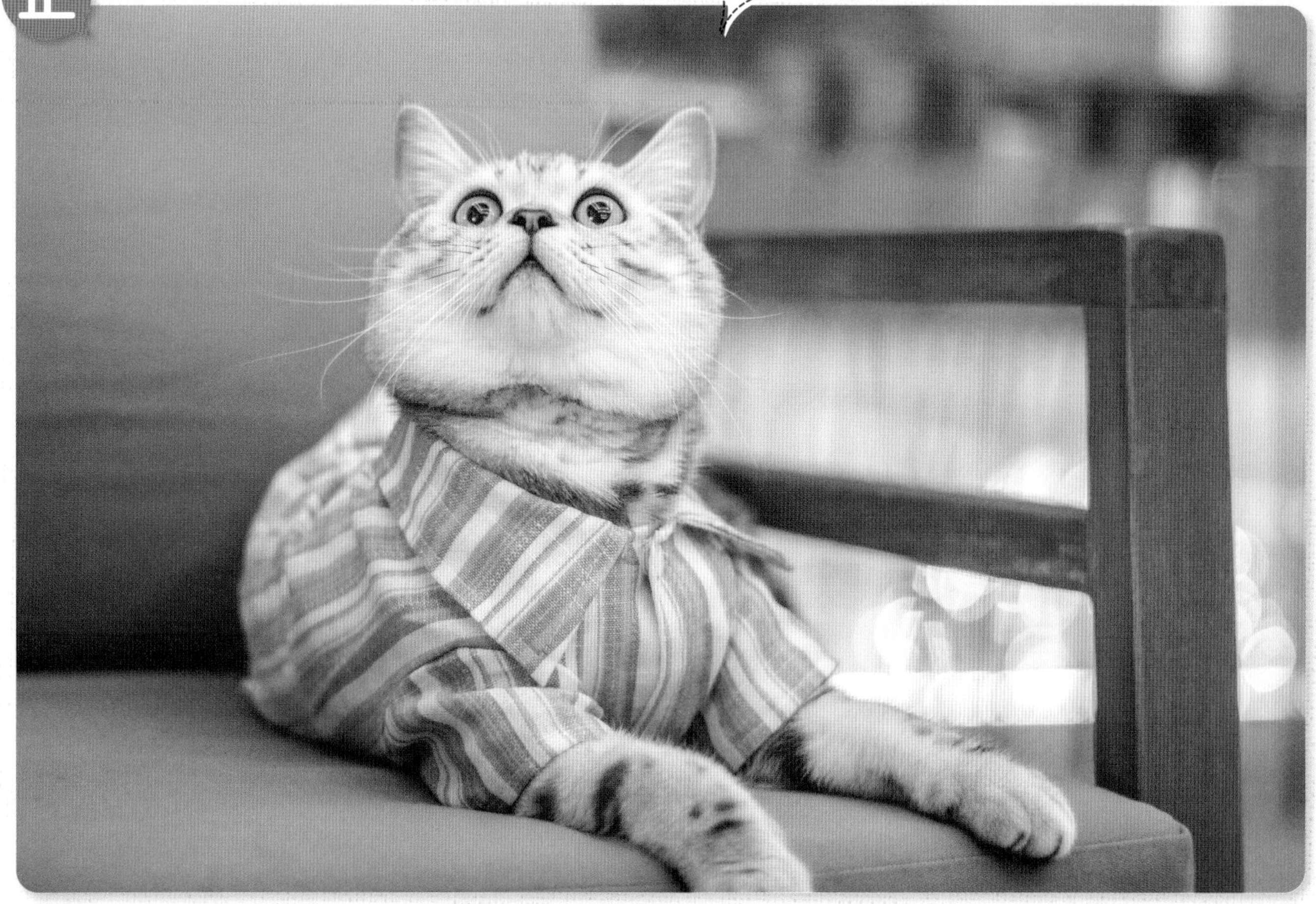

誤　まちがいは5つ。1分で探してにゃ。

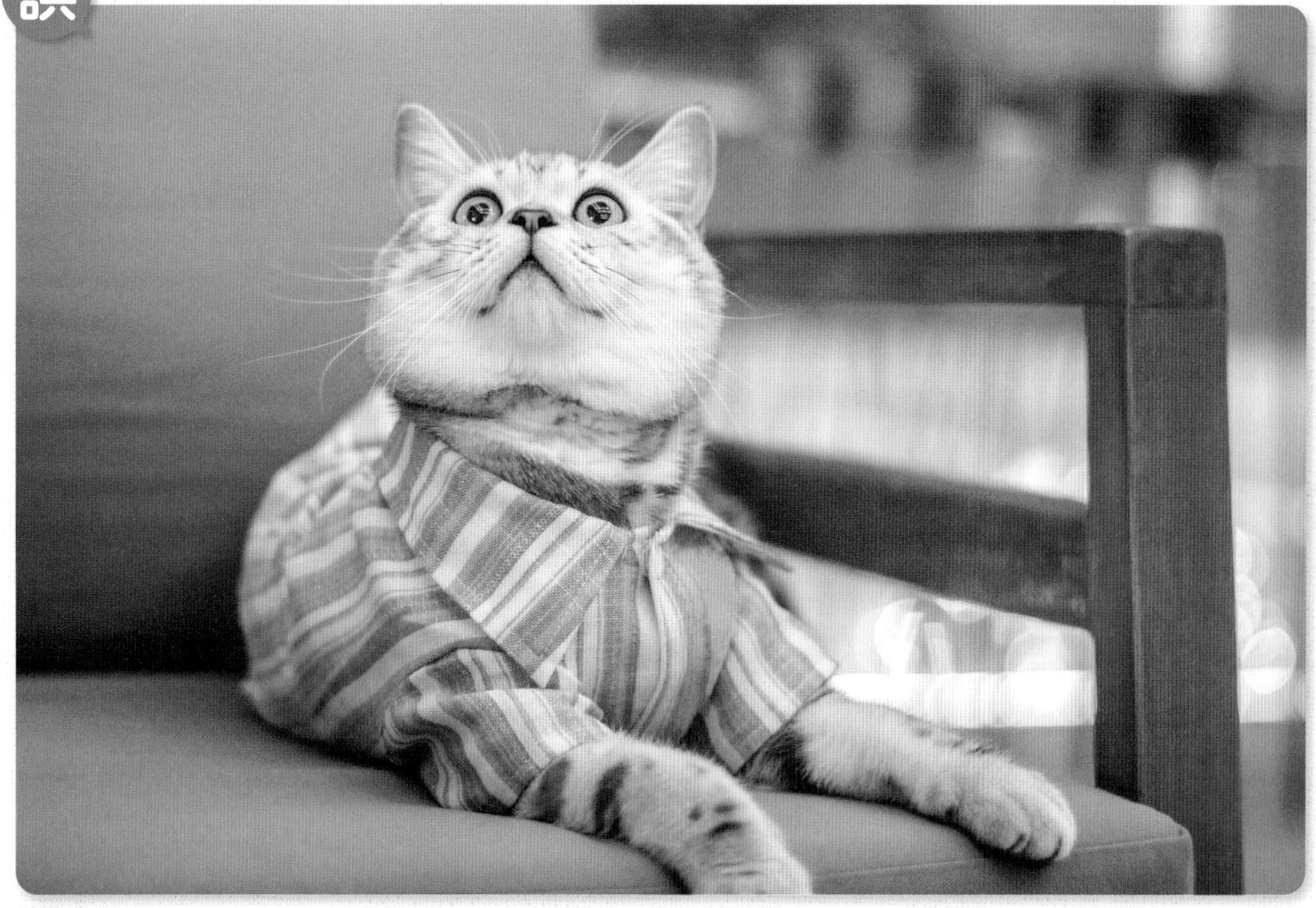

➡解答は64ページ

6 ヒーローねこ

正義のヒーロー
ここに参上！

1分で見つけた数	個
全部見つけるまでの時間	分　秒

正

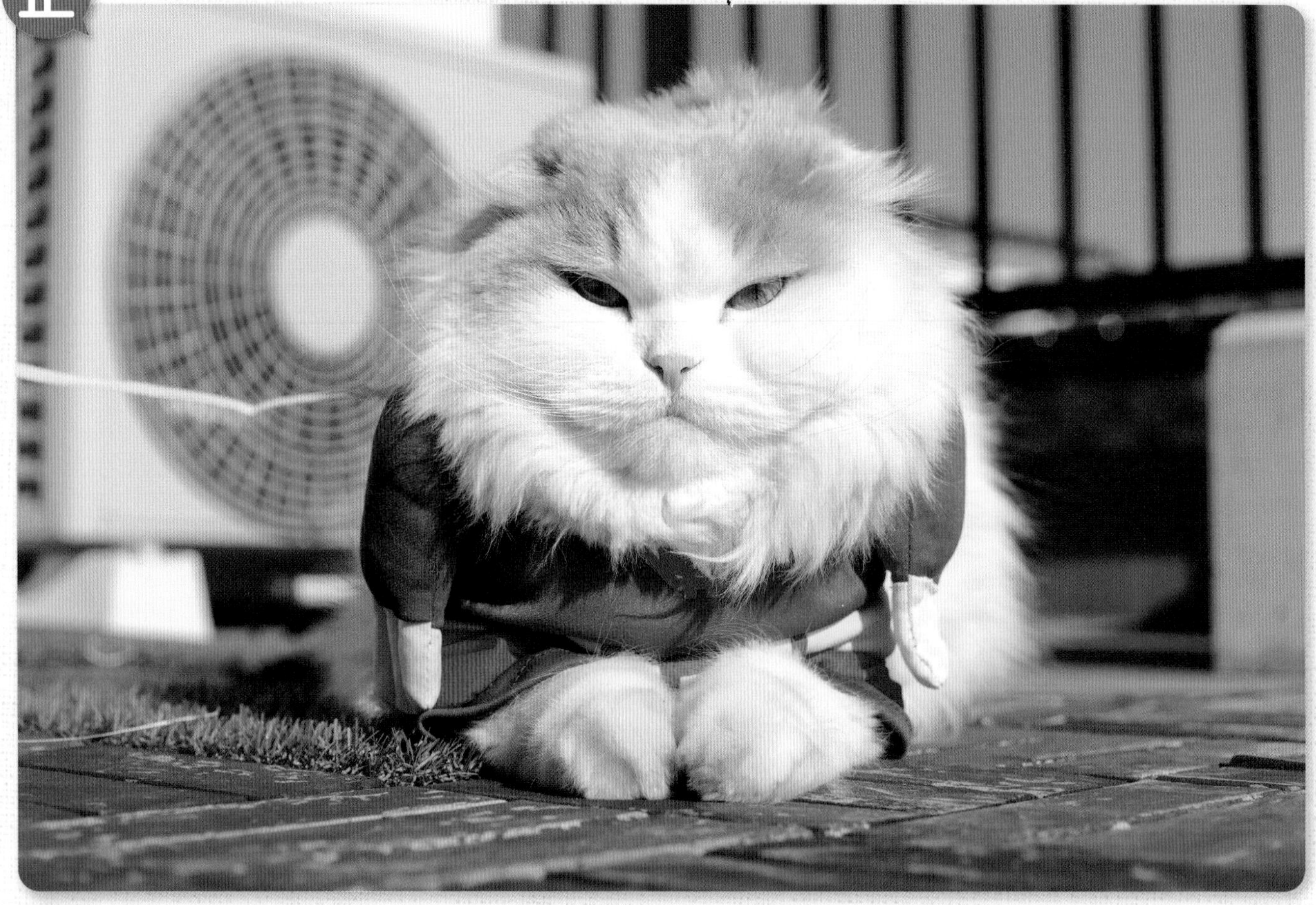

誤　まちがいは５つ。１分で探してにゃ。

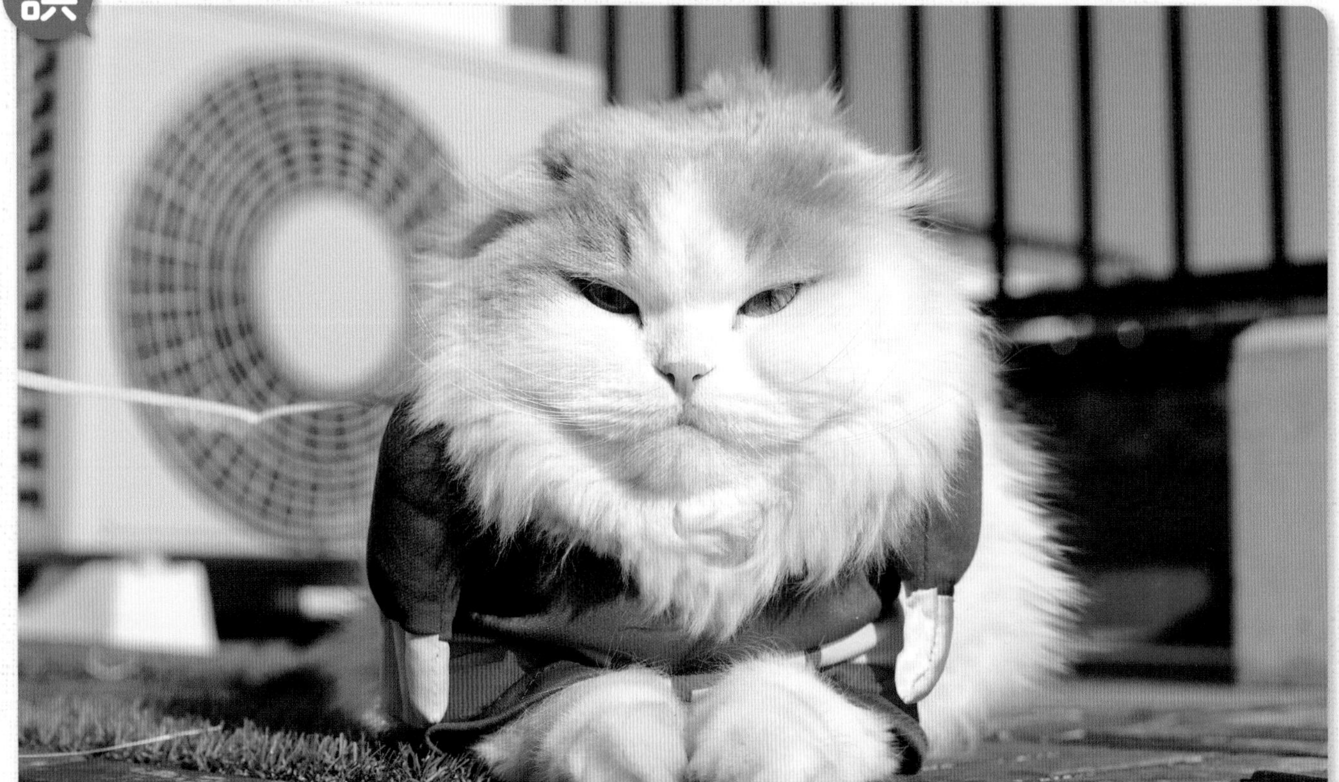

➡解答は64ページ

7 かぶとねこ

五月人形
壊しちゃったんで、
代理やってます

1分で見つけた数	個
全部見つけるまでの時間	分　秒

正

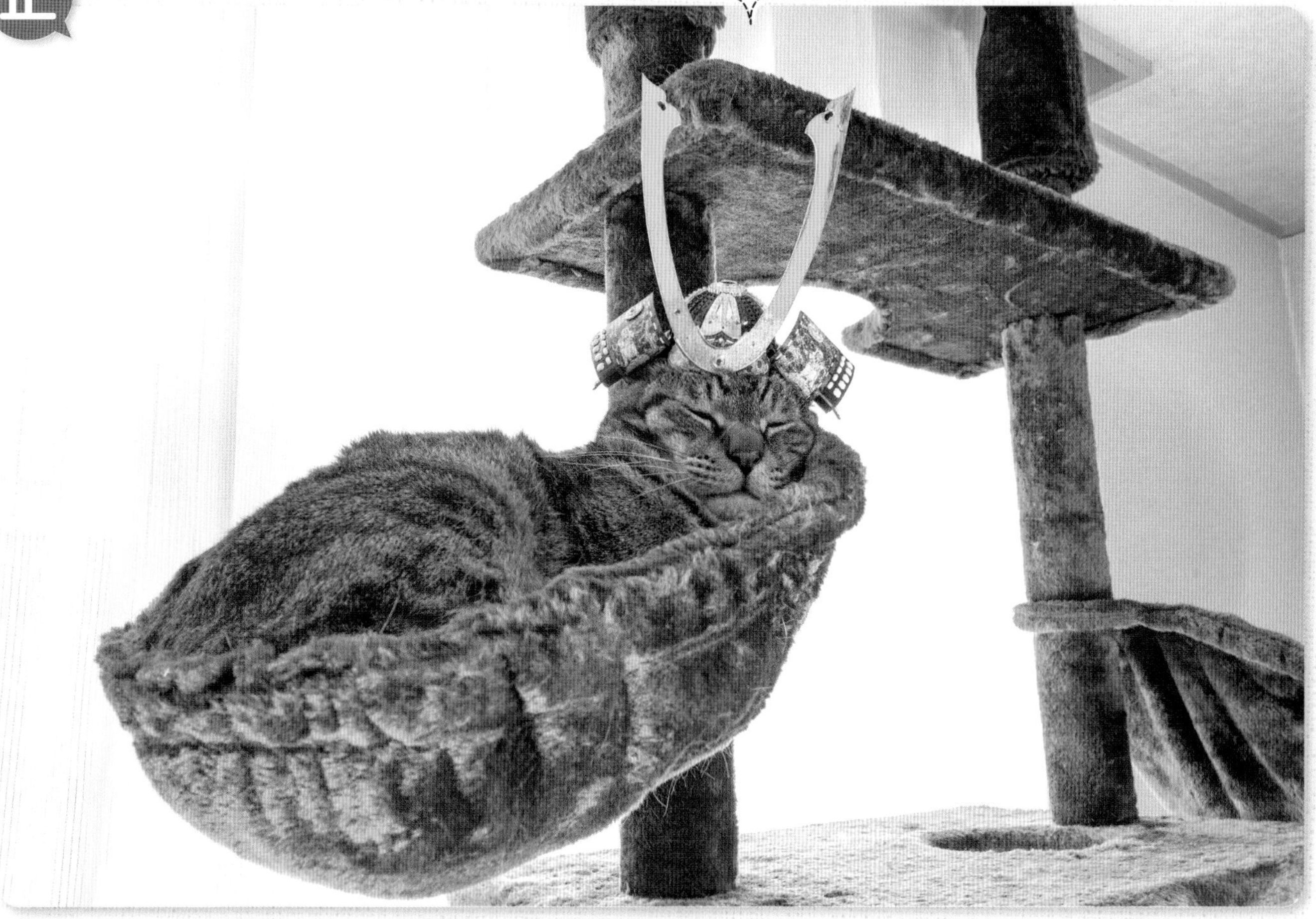

誤　まちがいは５つ。１分で探してにゃ。

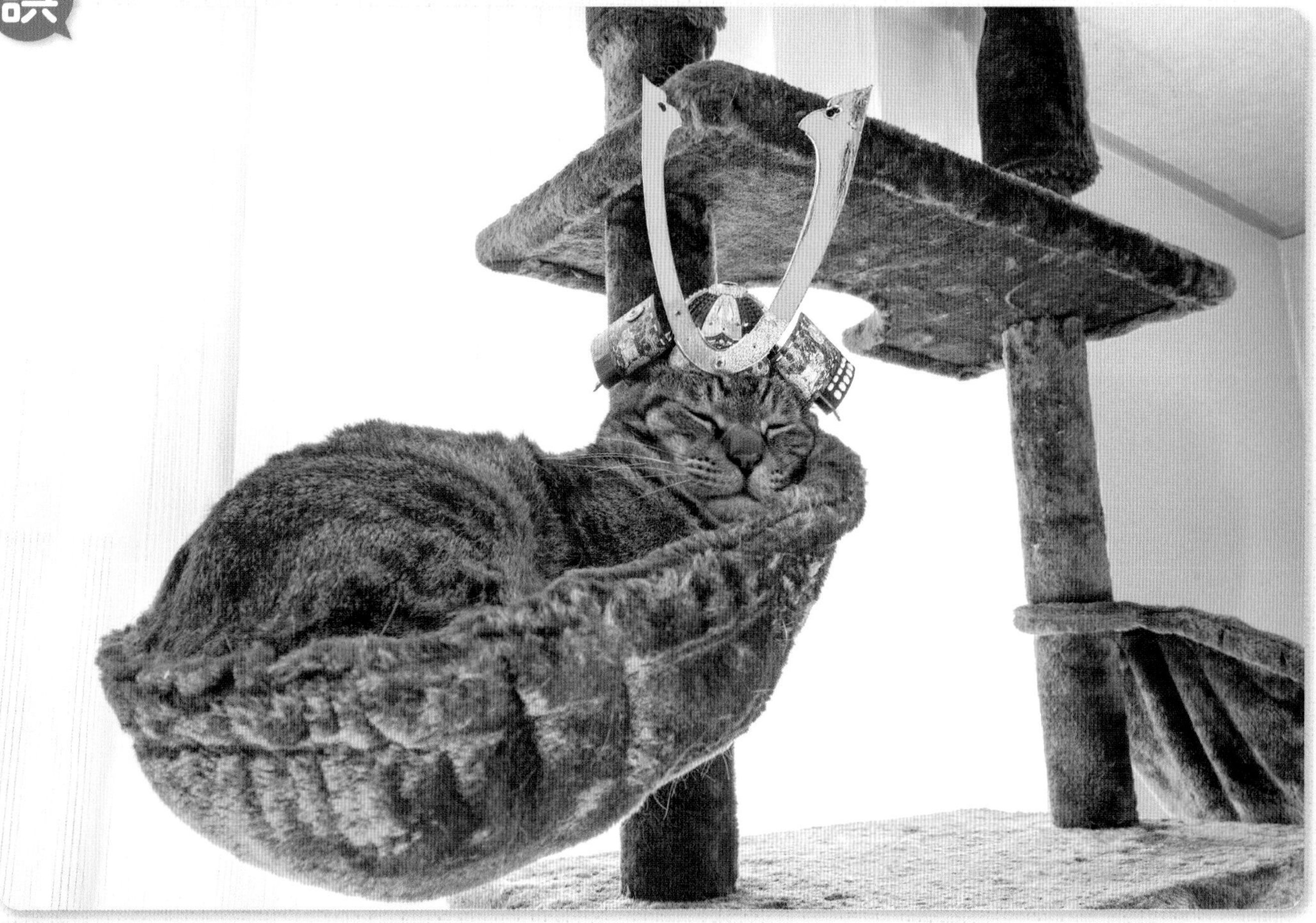

➡解答は64ページ

8 ラクしたいねこ

歩かなくていい散歩は
サイコーにゃ

1分で見つけた数	個
全部見つけるまでの時間	分　秒

正

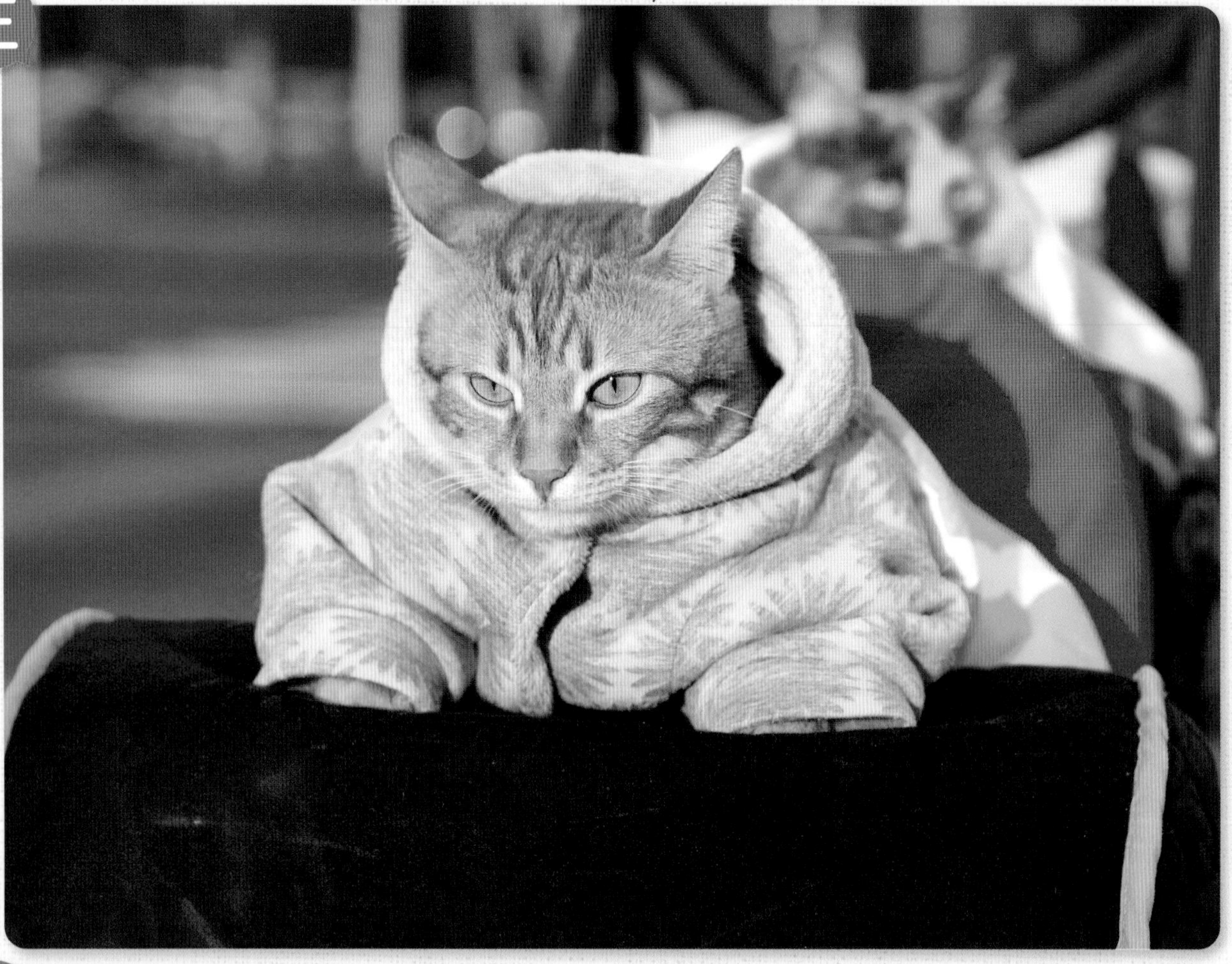

誤

まちがいは5つ。1分で探してにゃ。

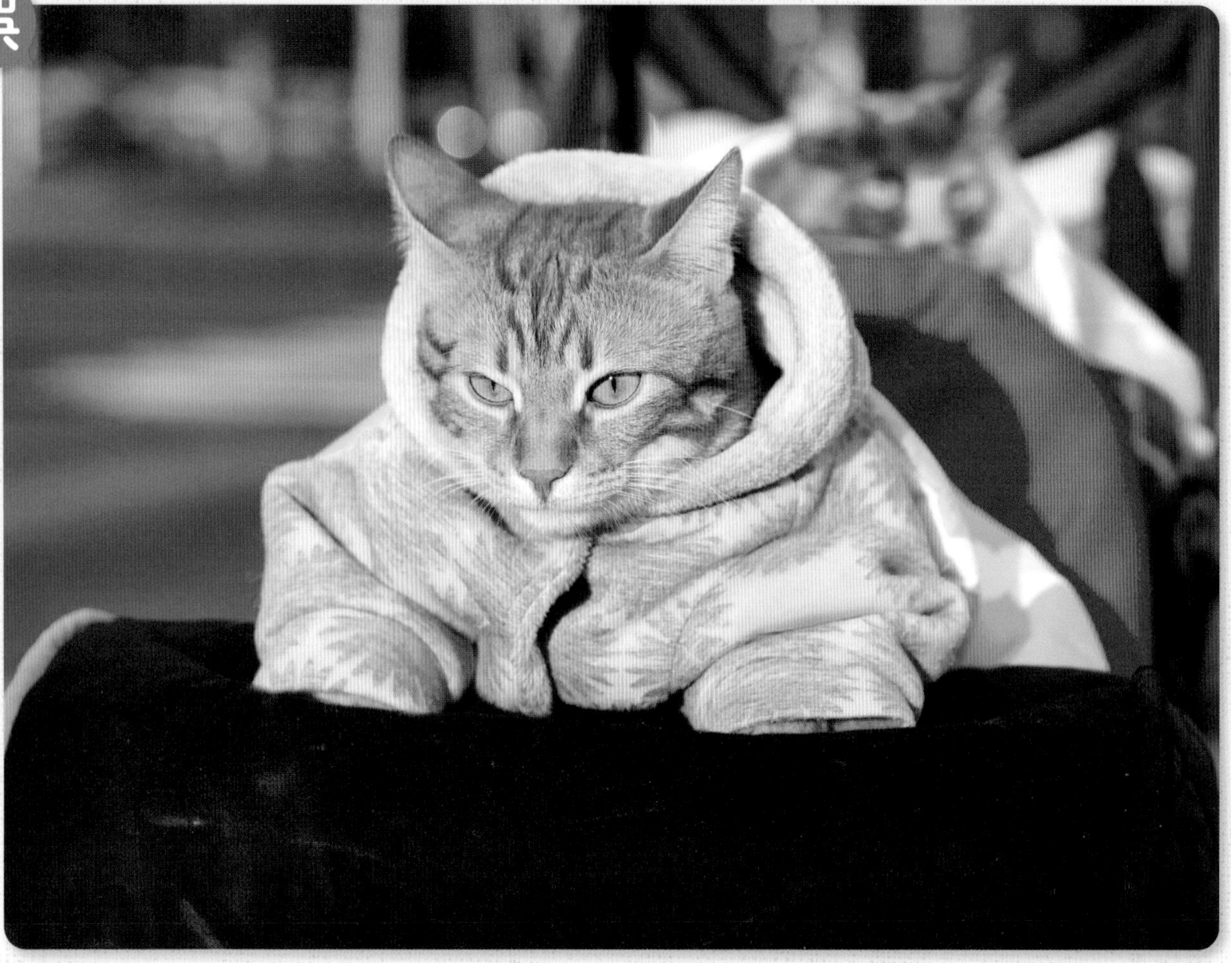

➡解答は65ページ

9 たい冠式ねこ

みなのもの。
今日から私を
エリニャベスと呼べ

1分で見つけた数	個
全部見つけるまでの時間	分　秒

正

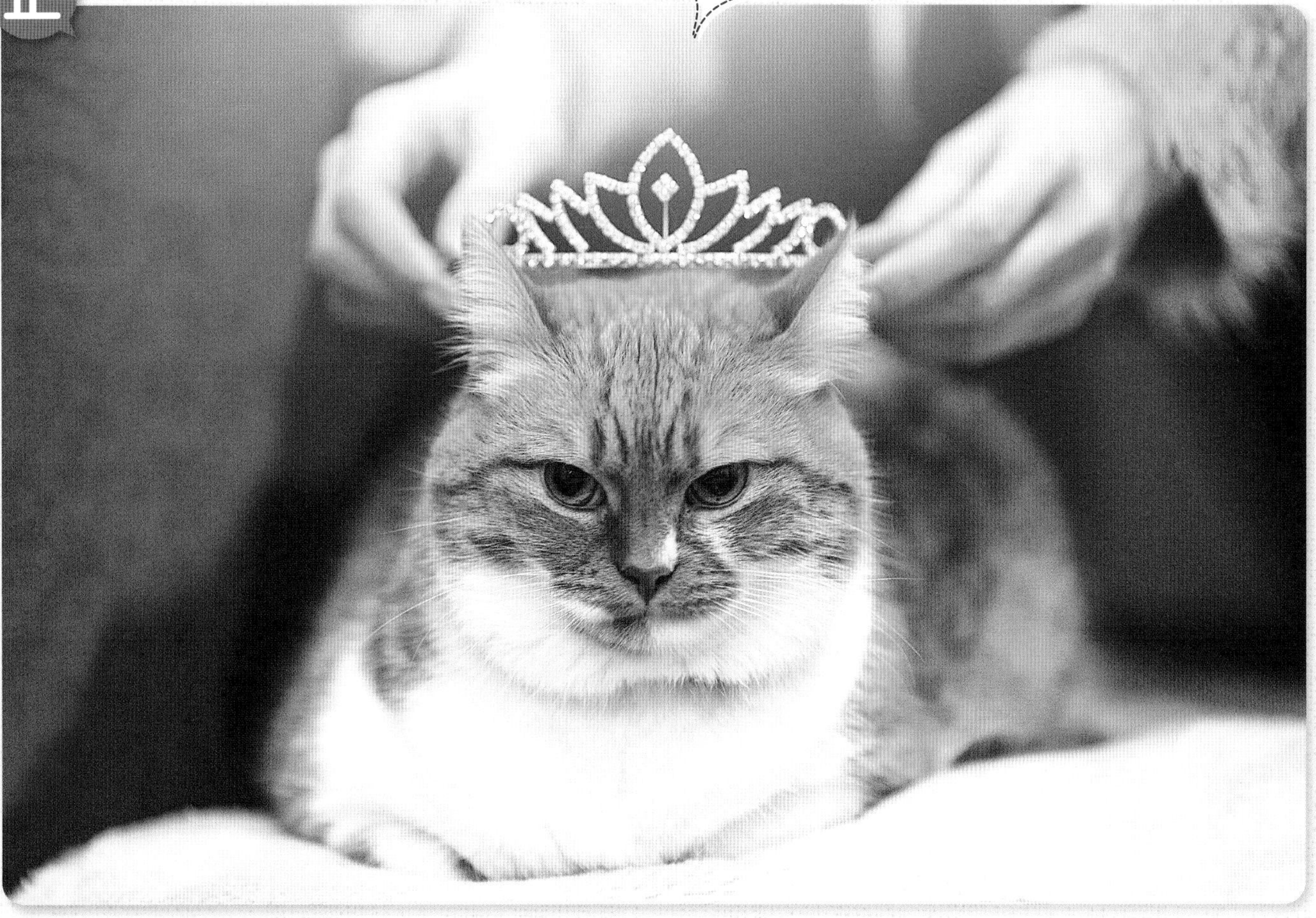

誤　まちがいは5つ。1分で探してにゃ。

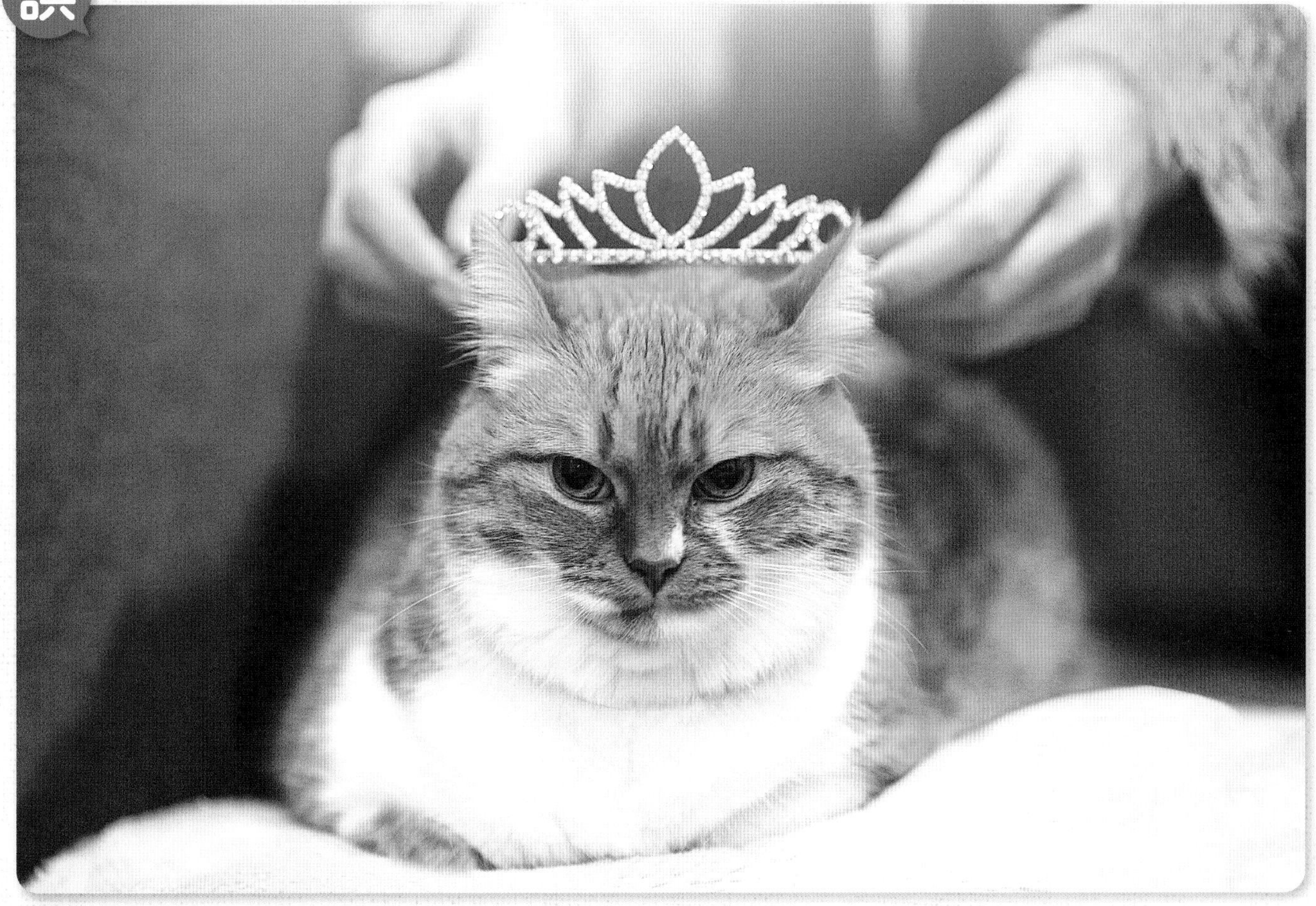

➡解答は65ページ

10 花金ねこ

フワァー。
やーっと金曜にゃ

1分で見つけた数	個	
全部見つけるまでの時間	分	秒

正

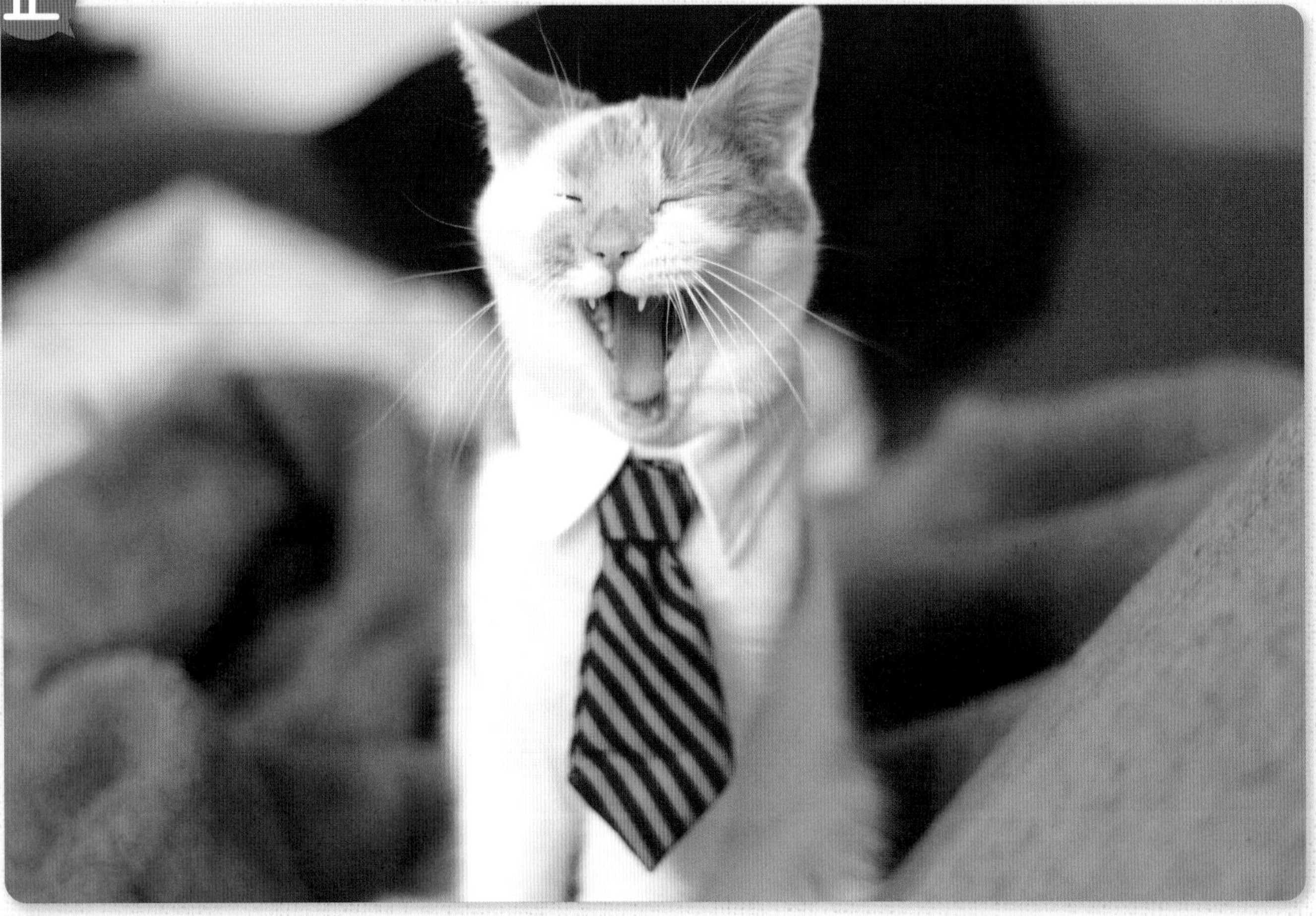

誤

まちがいは5つ。1分で探してにゃ。

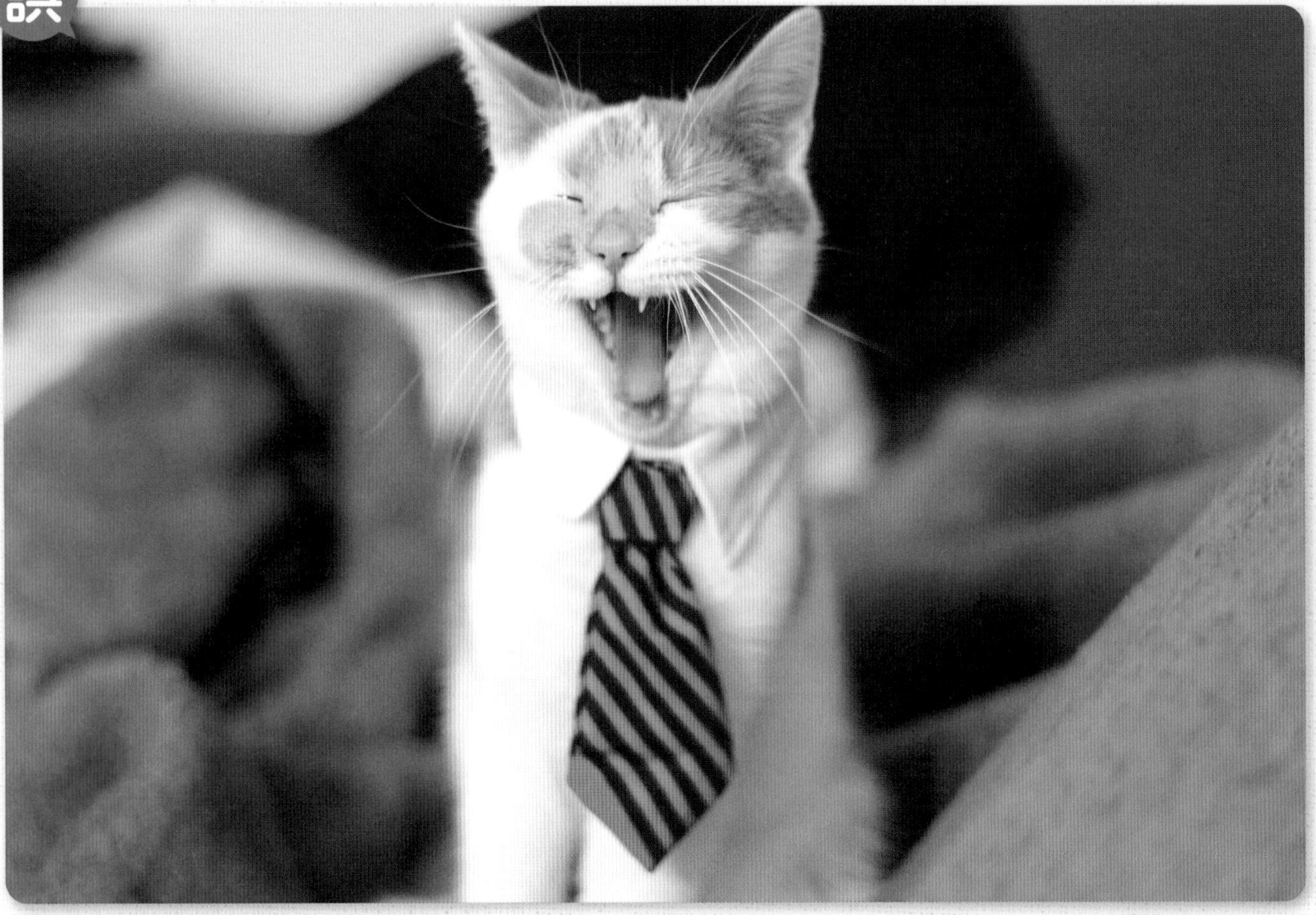

➡解答は65ページ

11 よく見てねこ

どう私のティアラ？
もっとよく見て。ほら

1分で見つけた数	個
全部見つけるまでの時間	分　秒

正

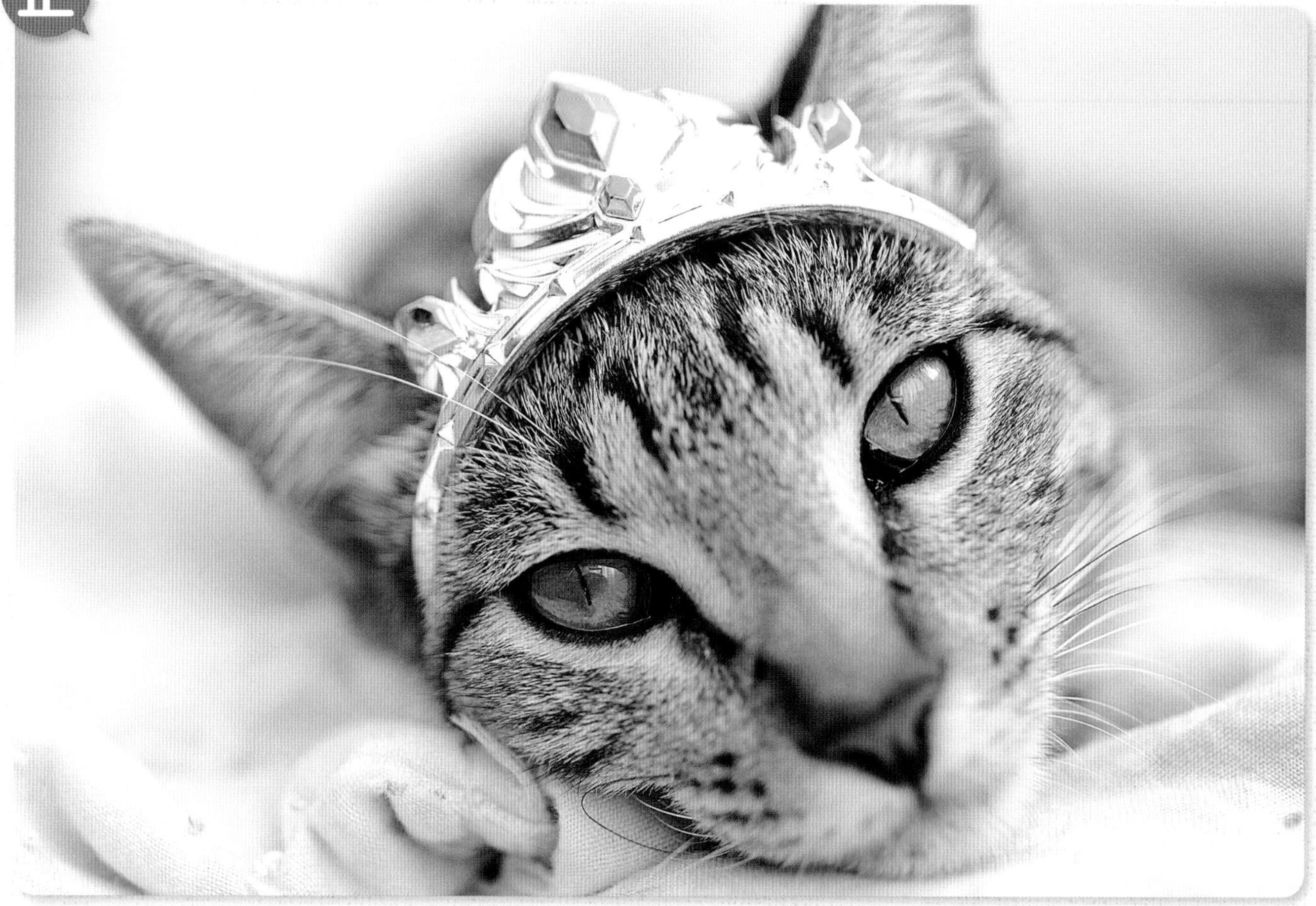

誤　まちがいは5つ。1分で探してにゃ。

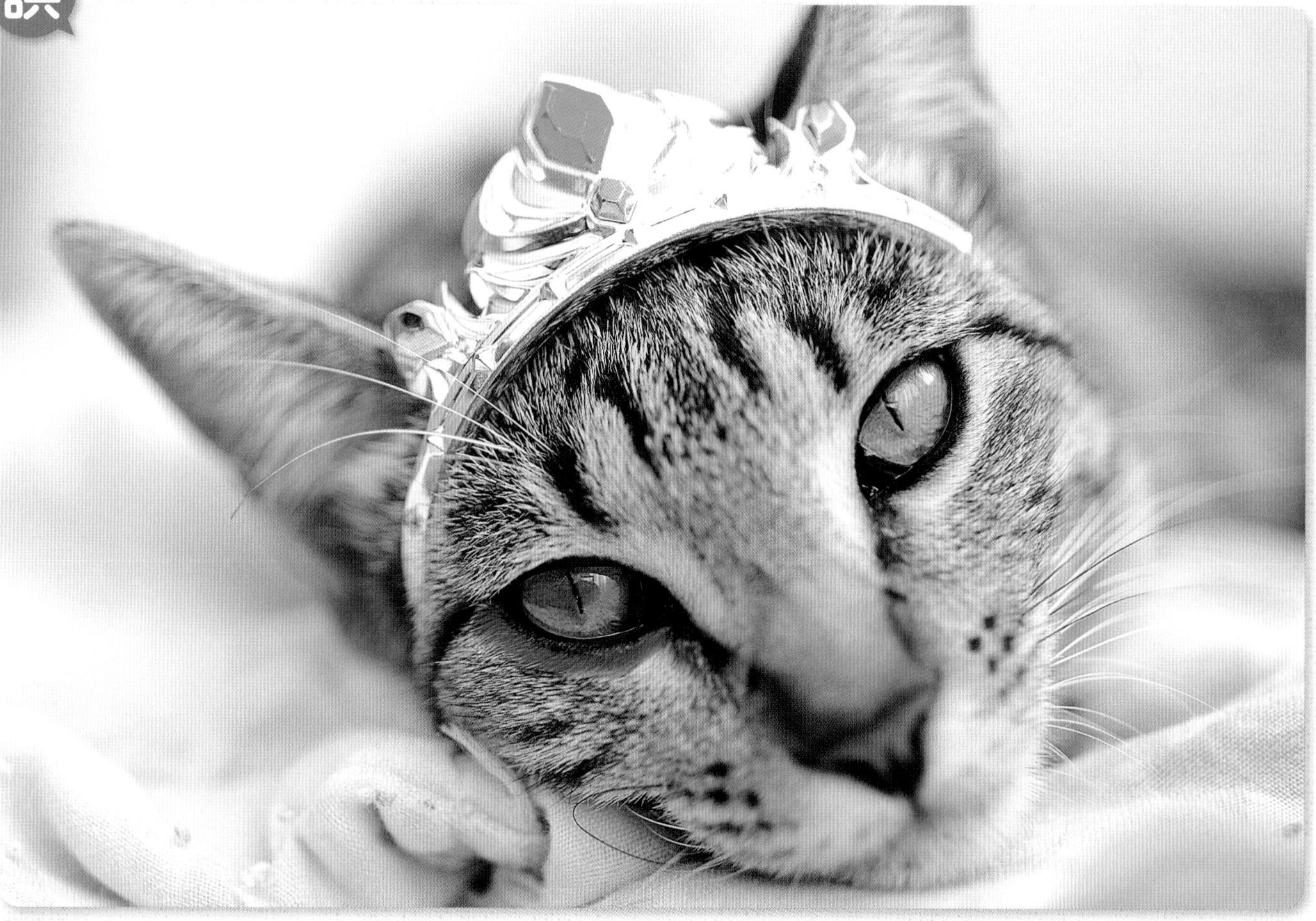

➡解答は65ページ

12 ごまかしねこ

ご主人〜お誕生日
おめでとにゃ〜♡
（でも、花ビンは
さっき割っちまったにゃ）

1分で見つけた数	個
全部見つけるまでの時間	分　秒

正

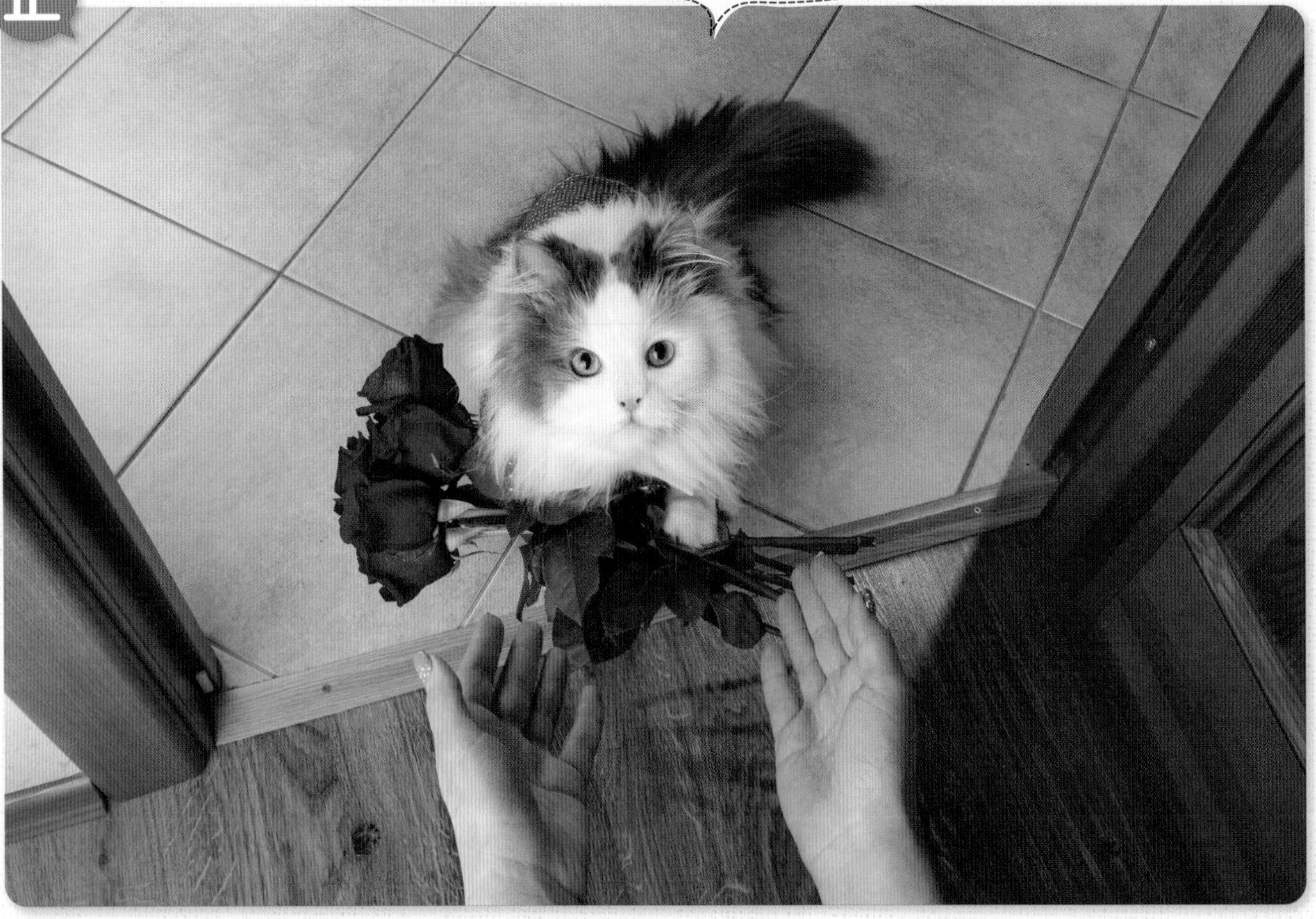

誤　まちがいは5つ。1分で探してにゃ。

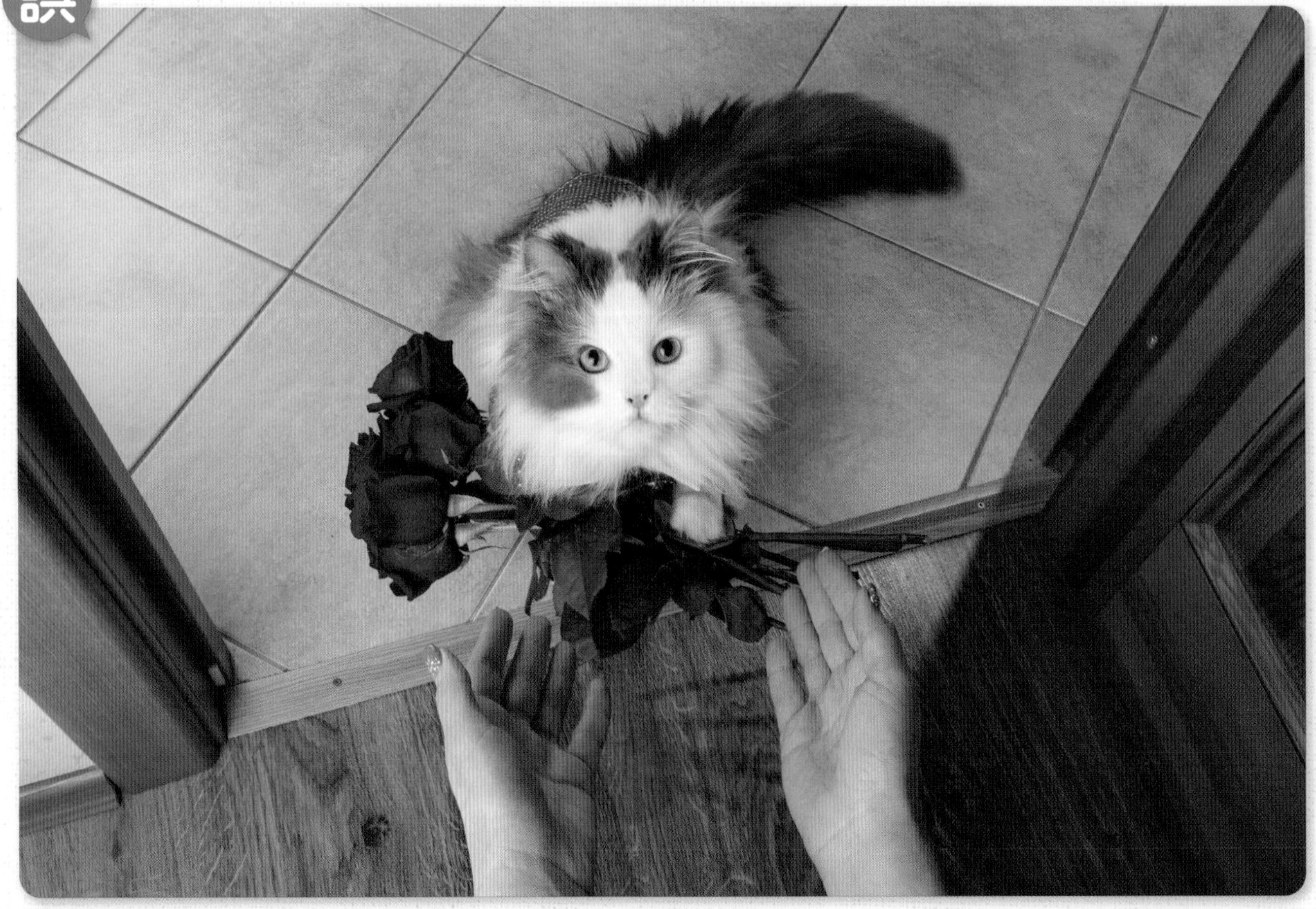

➡解答は65ページ

13 鬼ねこ

豆じゃなくて
カリカリ投げてよ！

1分で見つけた数	個
全部見つけるまでの時間	分　秒

正

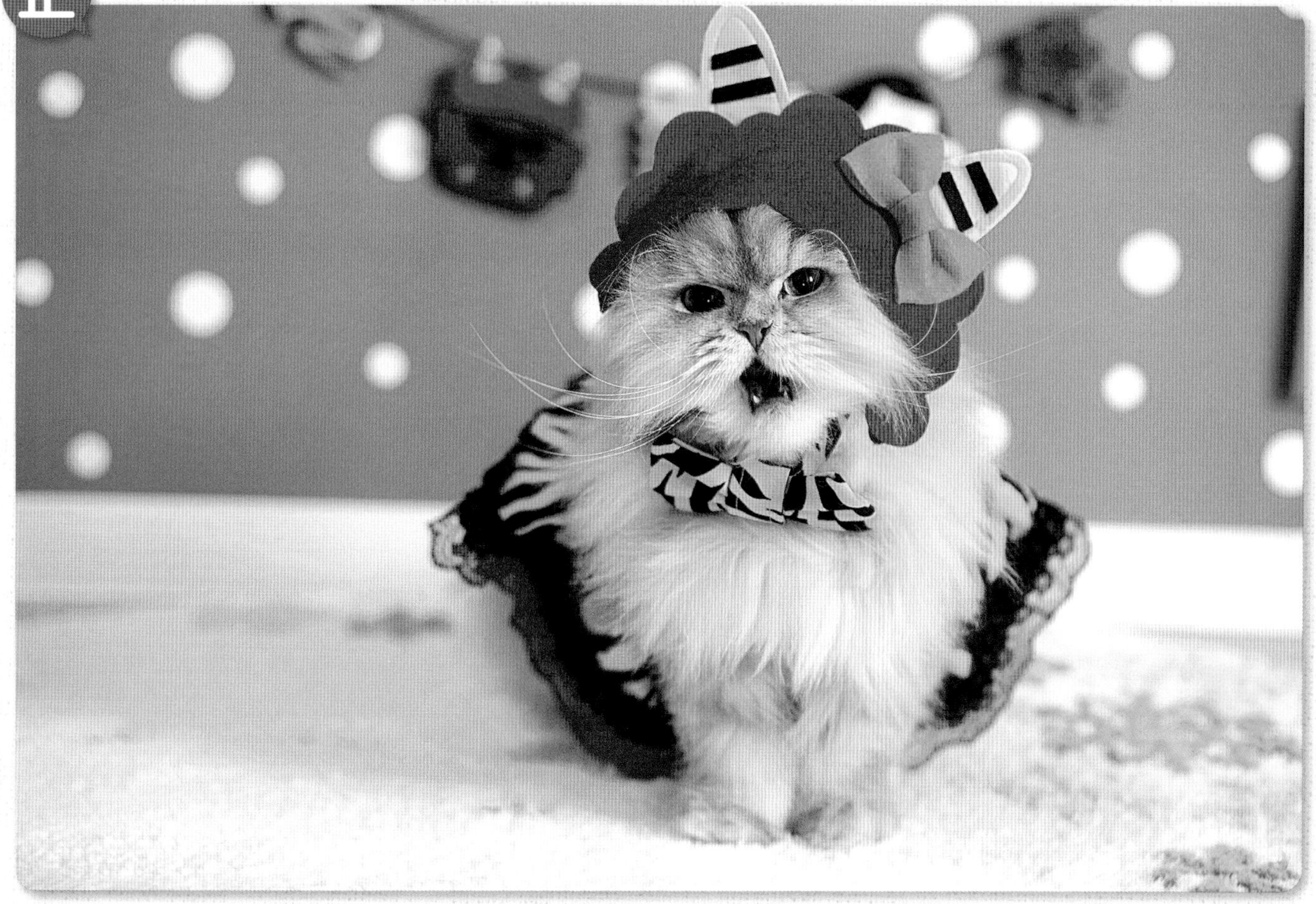

誤

まちがいは５つ。１分で探してにゃ。

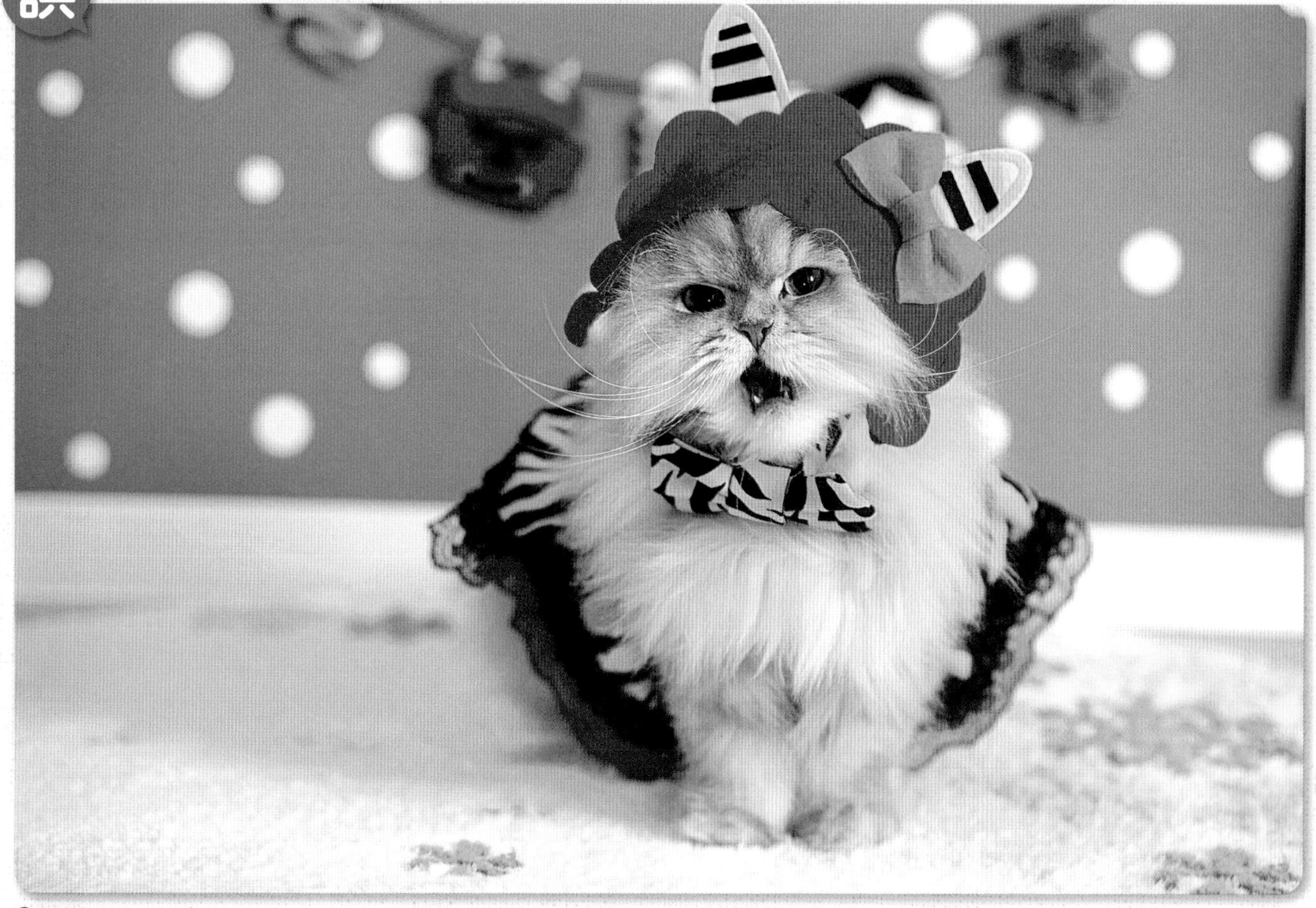

➡解答は65ページ

14 大奥ねこ

上様！
（今日は腰が痛いので
このくらいのお辞儀で
堪忍にゃ）

1分で見つけた数	個	
全部見つけるまでの時間	分	秒

正

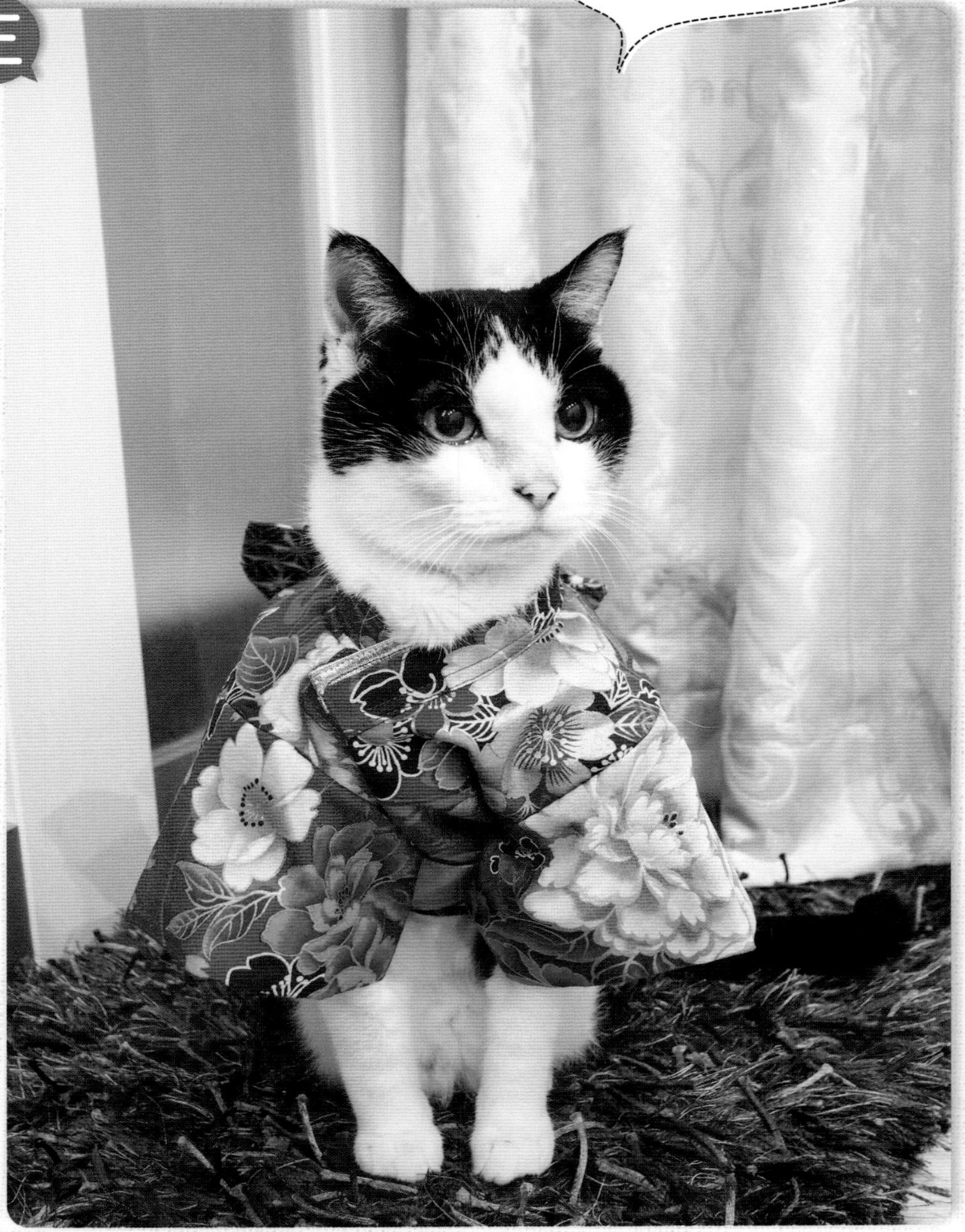

誤

まちがいは5つ。1分で探してにゃ。

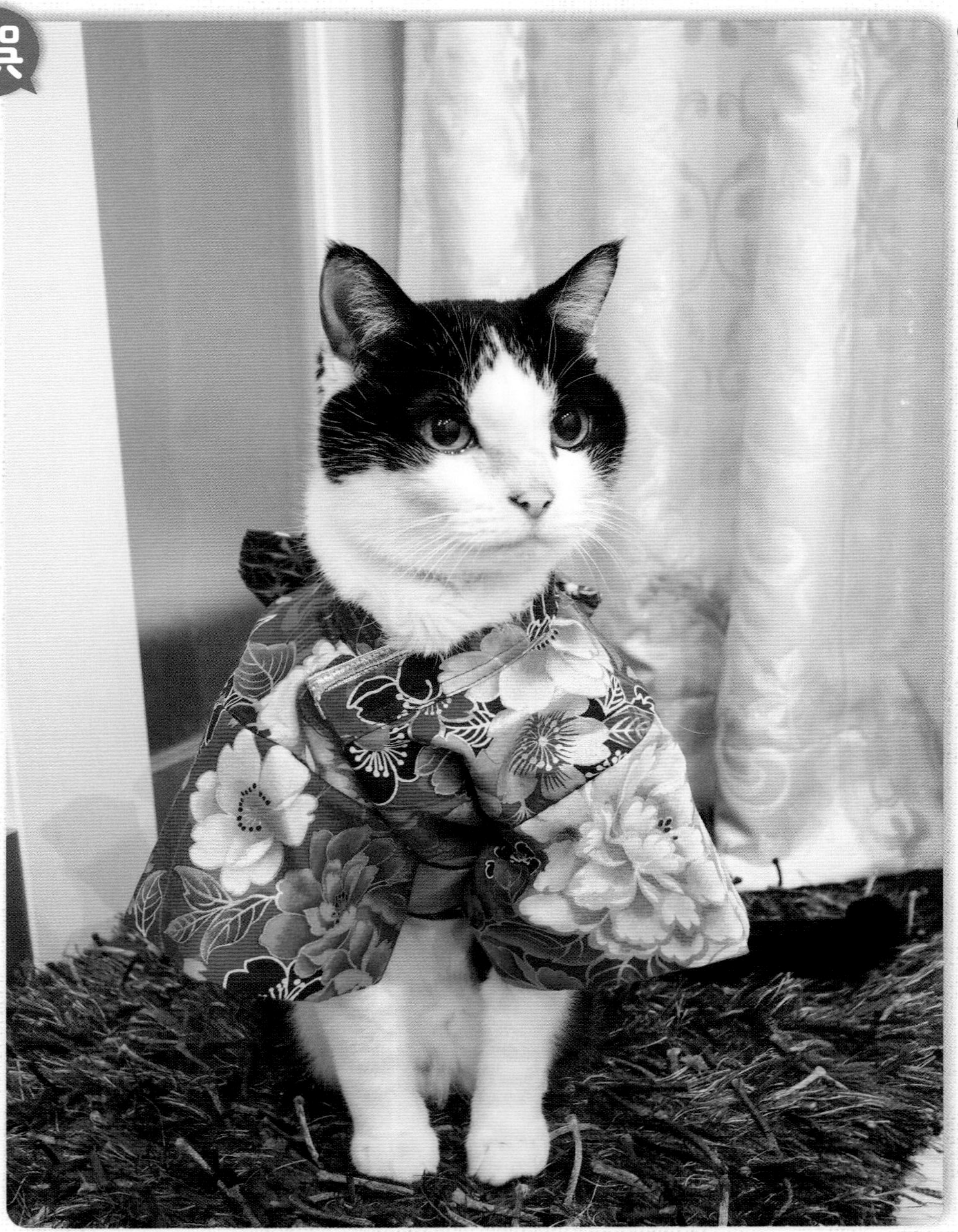

➡解答は65ページ

15 およばれねこ

奥様、
パーティーの招待状は
持ってきました？

1分で見つけた数	個
全部見つけるまでの時間	分　秒

正

あ!!!!!

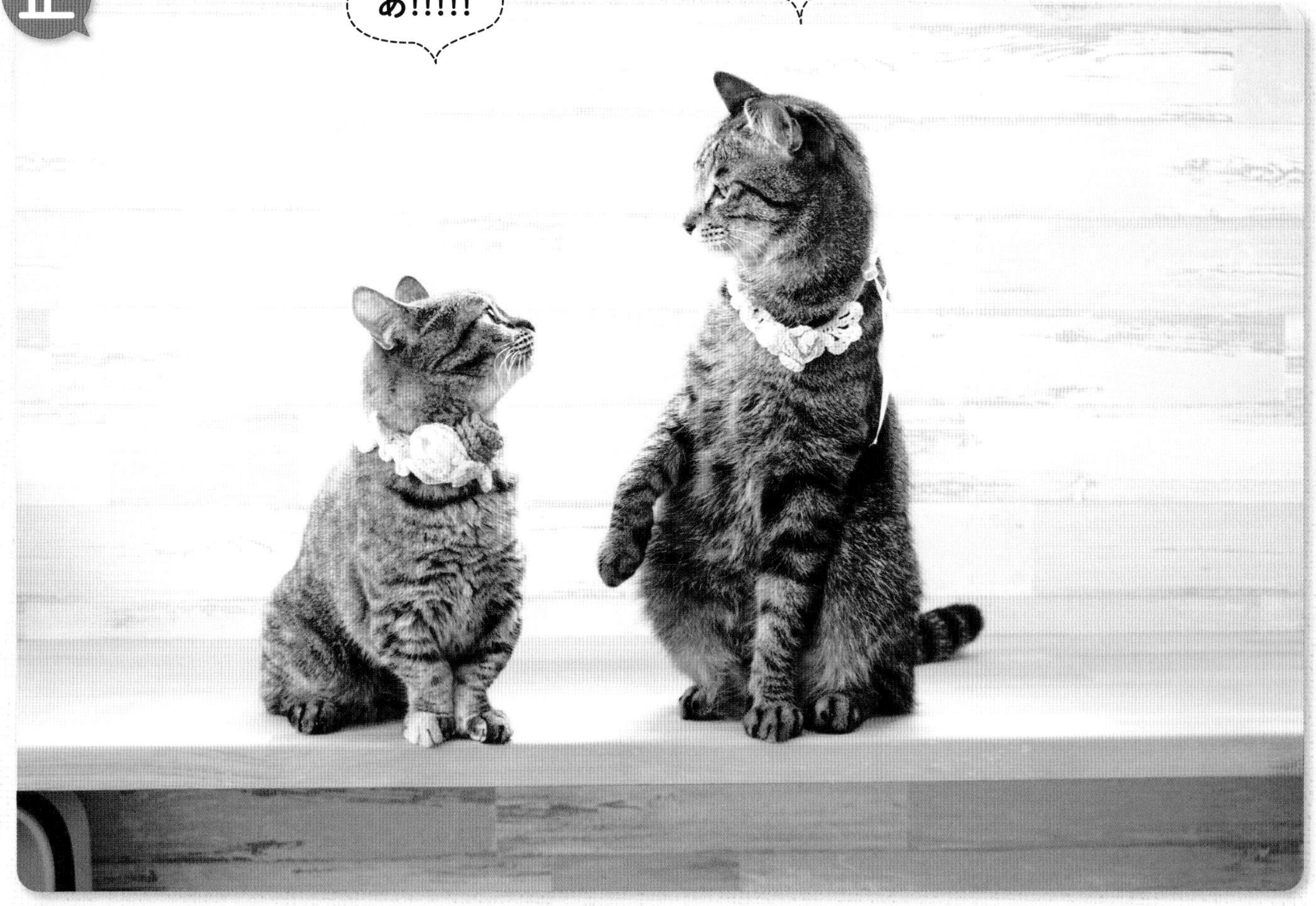

誤 まちがいは5つ。1分で探してにゃ。

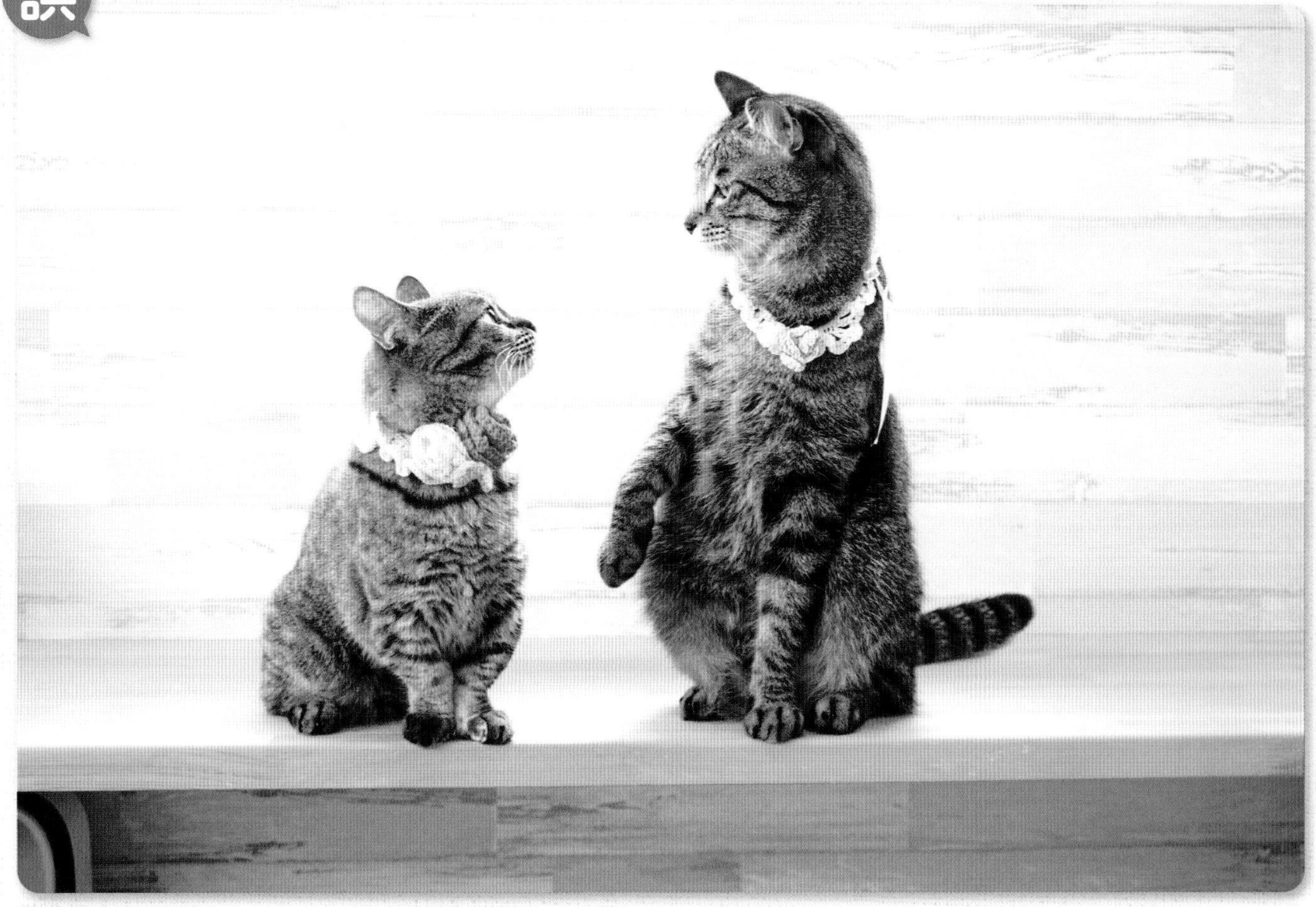

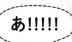

➡解答は65ページ

16 どこだっけねこ

あれ、
ボクんちどの辺で
お花見してたっけ？

1分で見つけた数	個
全部見つけるまでの時間	分　秒

正

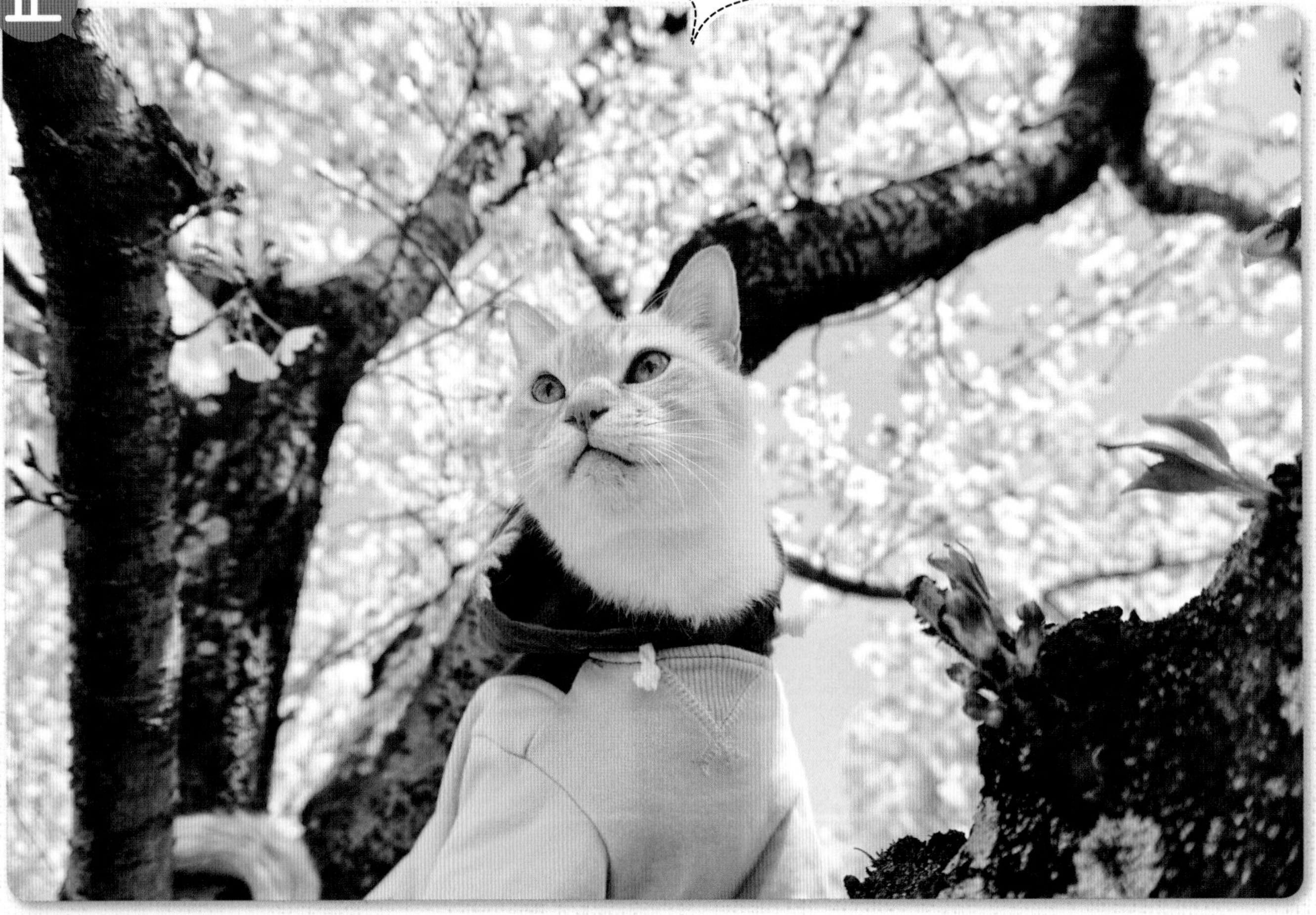

誤

まちがいは５つ。１分で探してにゃ。

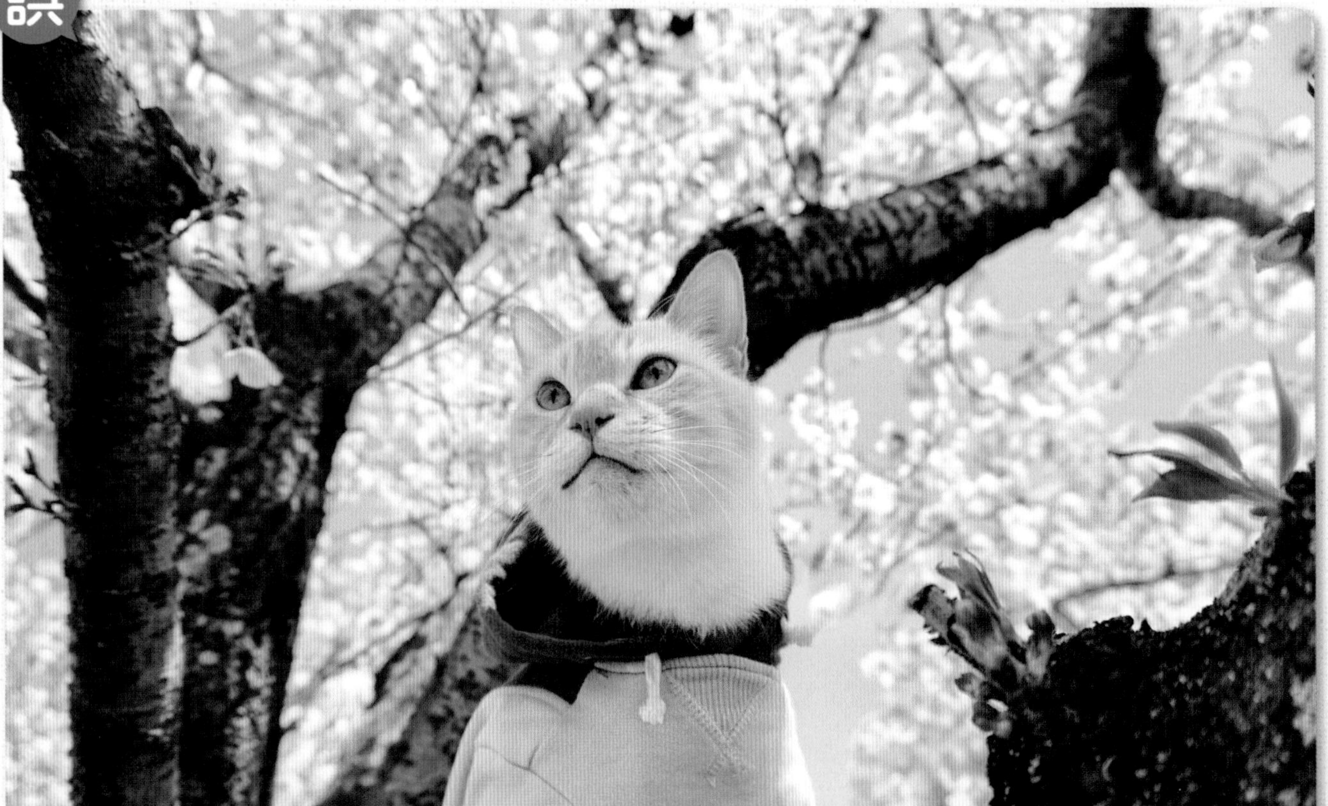

➡解答は66ページ

17 転生ねこ

わたしはあなたが
たくさんお世話してくれた
あのときの花です

1分で見つけた数		個
全部見つけるまでの時間	分	秒

正

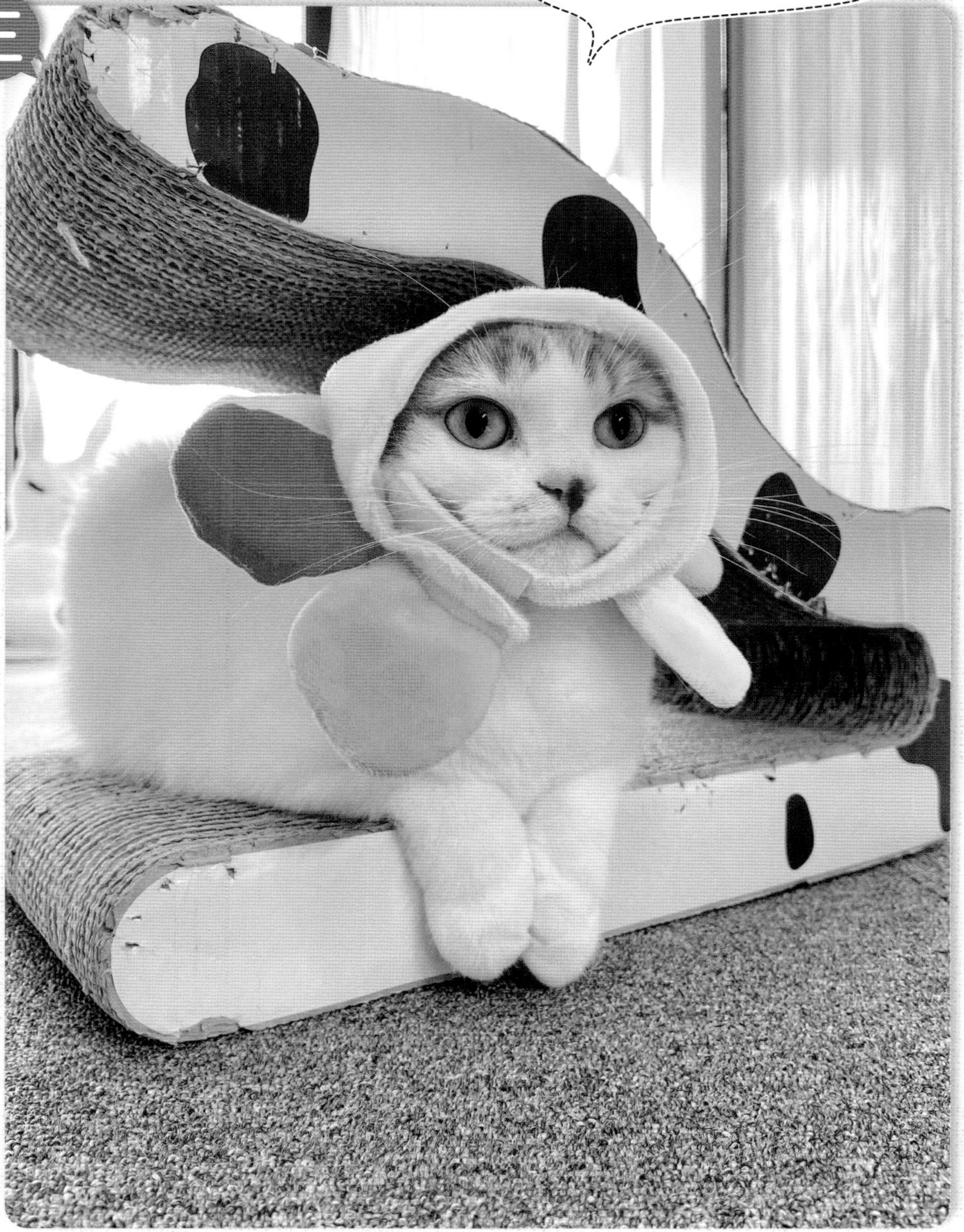

まちがいは5つ。1分で探してにゃ。

誤

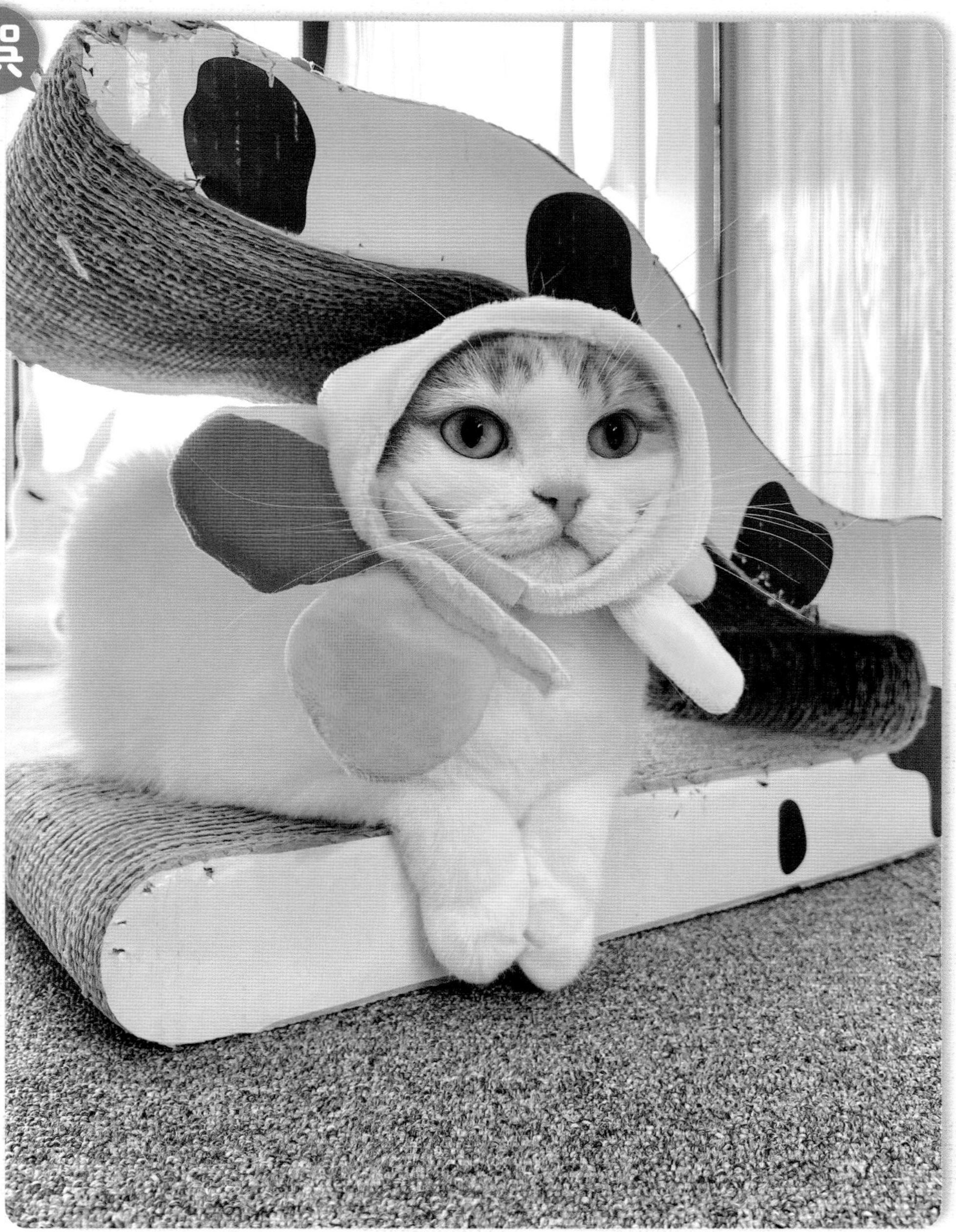

➡解答は66ページ

18 福招きねこ

ボクがそばにいれば
運気アップまちがいにゃし！

1分で見つけた数	個
全部見つけるまでの時間	分　秒

正

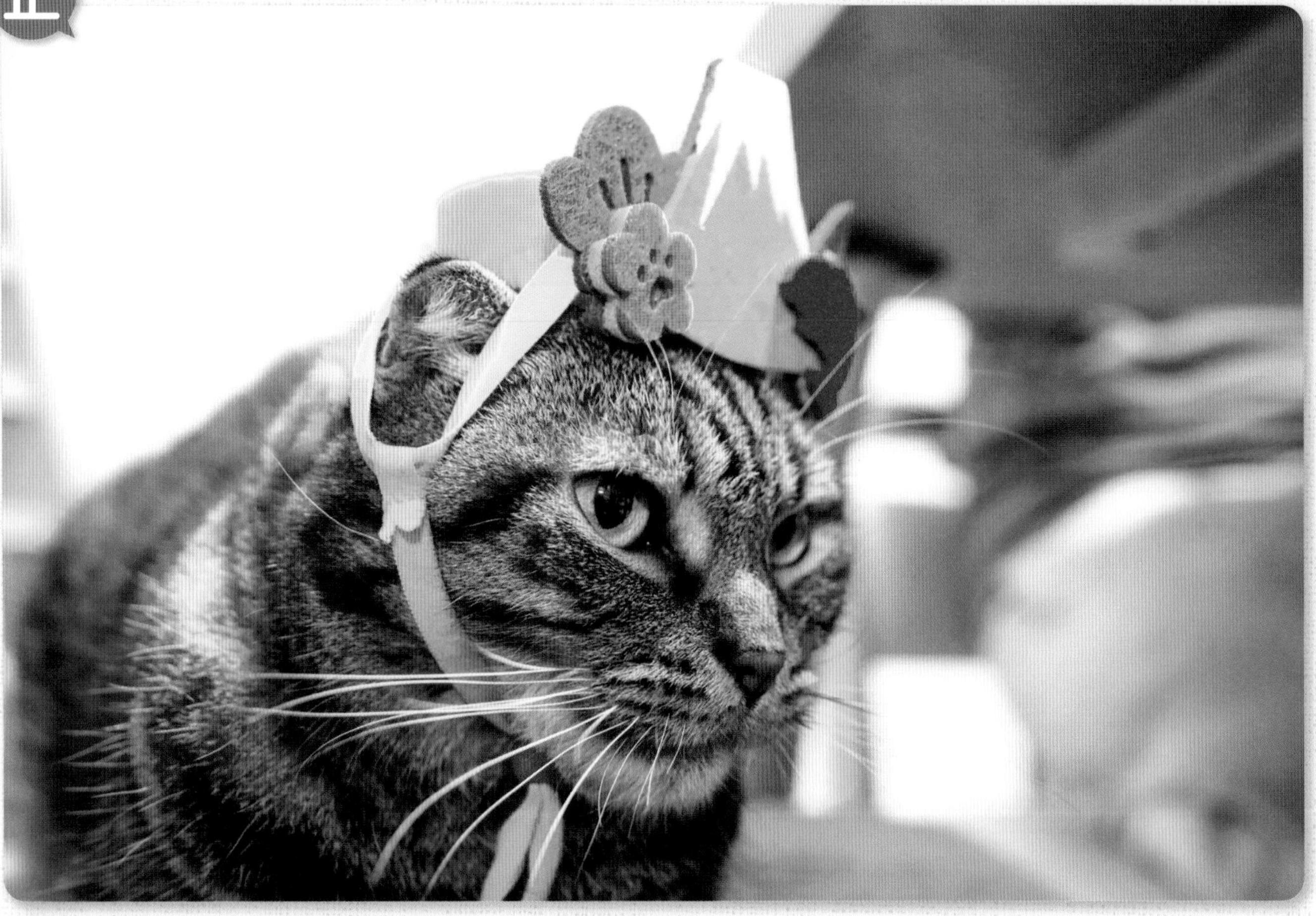

誤

まちがいは５つ。１分で探してにゃ。

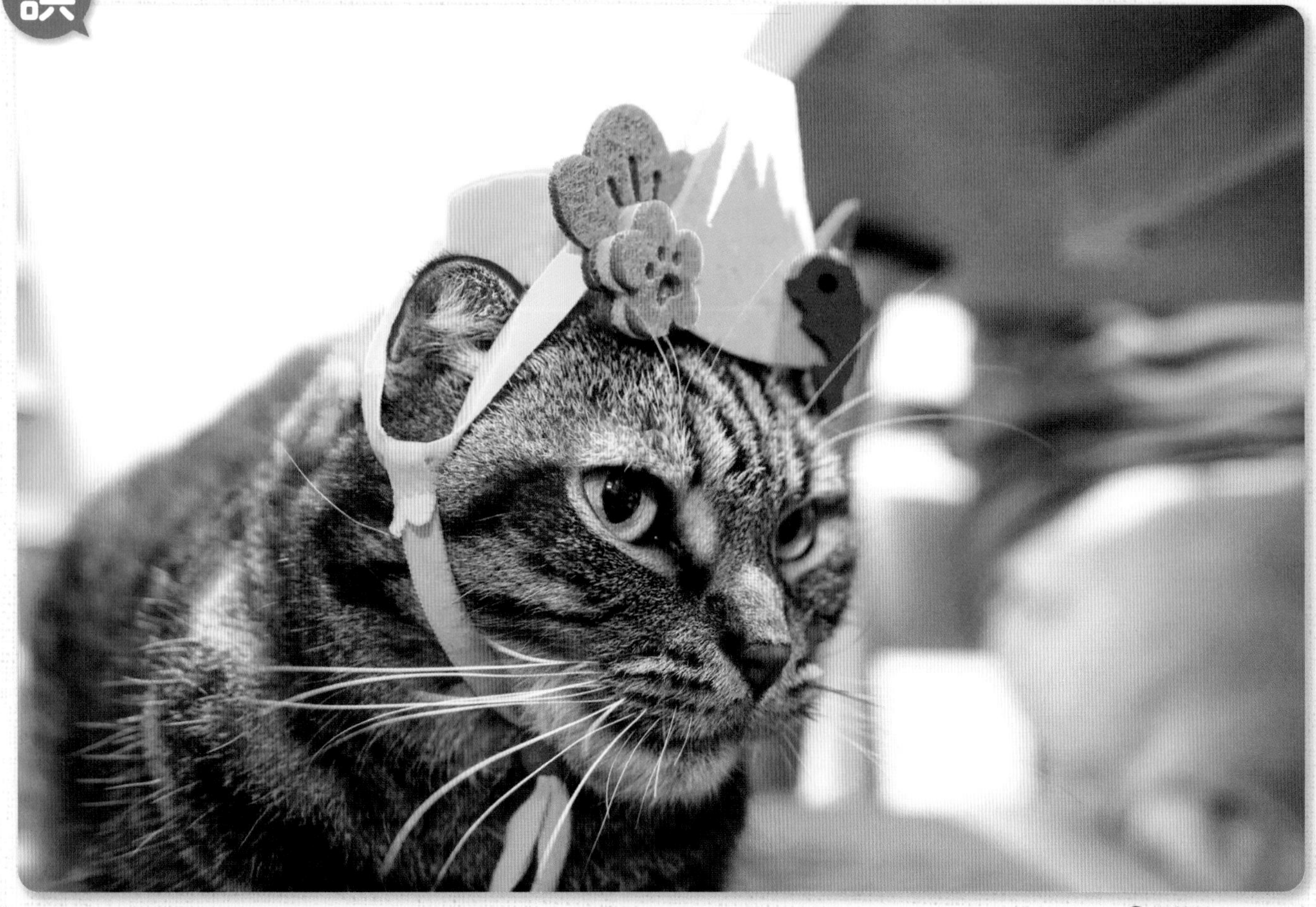

➡解答は66ページ

19 サメねこ

さては、また変なもの買って
ボクで遊んでるな？

1分で見つけた数	個
全部見つけるまでの時間	分　秒

正

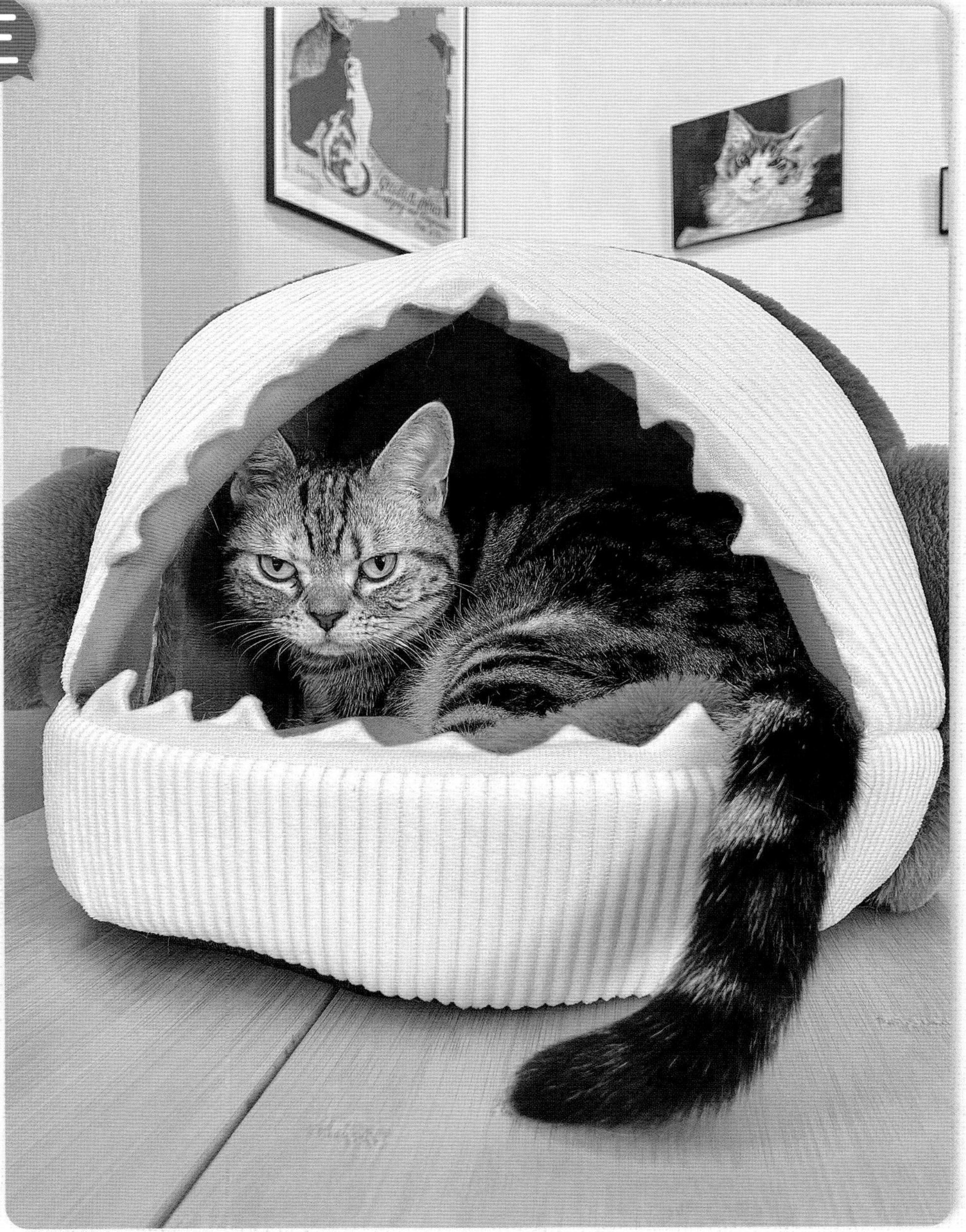

誤

まちがいは5つ。1分で探してにゃ。

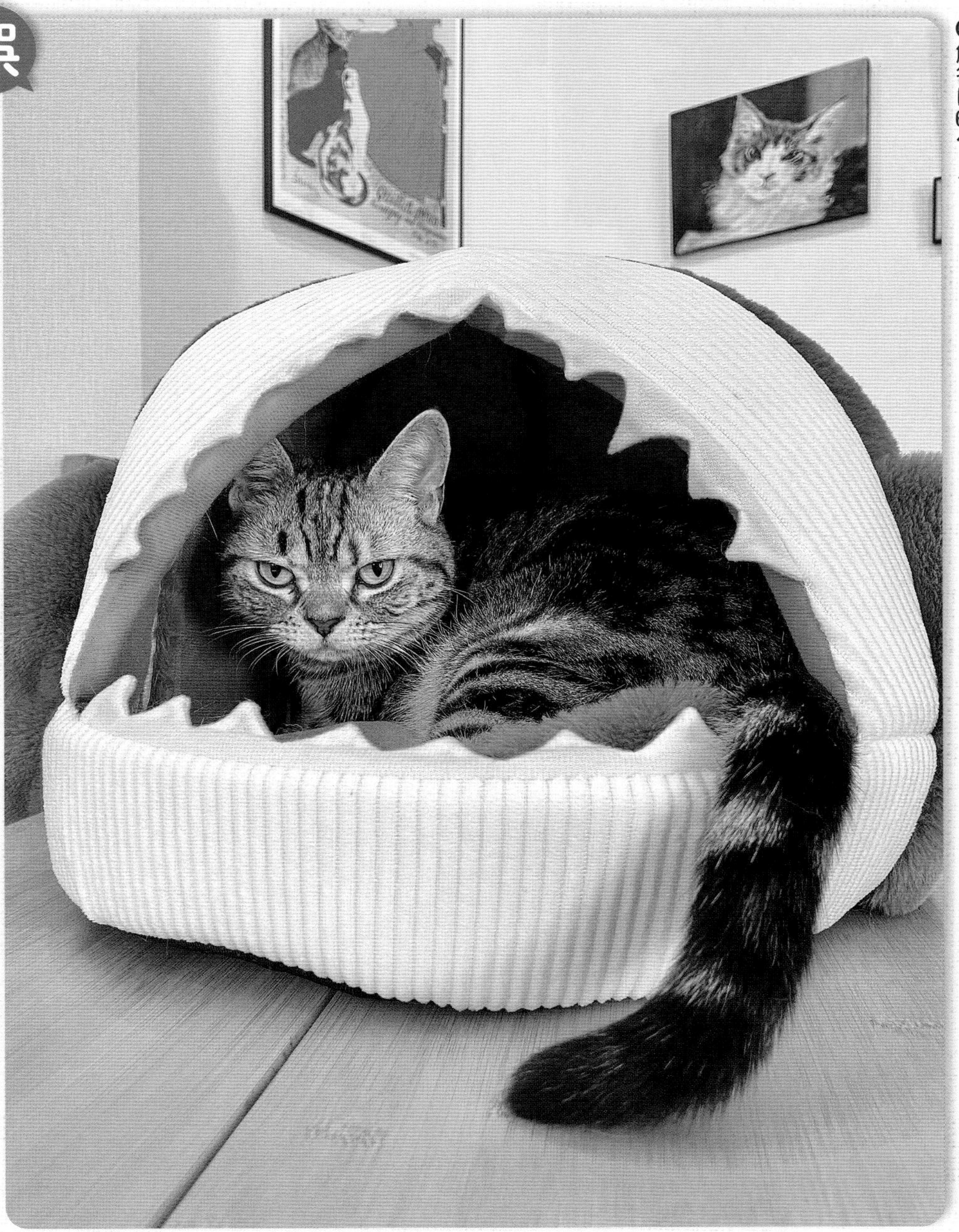

解答は66ページ

20 朗報ねこ

このカニさんをかぶれば
ねこもジャンケンで
チョキが出せるにゃ！

1分で見つけた数	個
全部見つけるまでの時間	分　秒

正

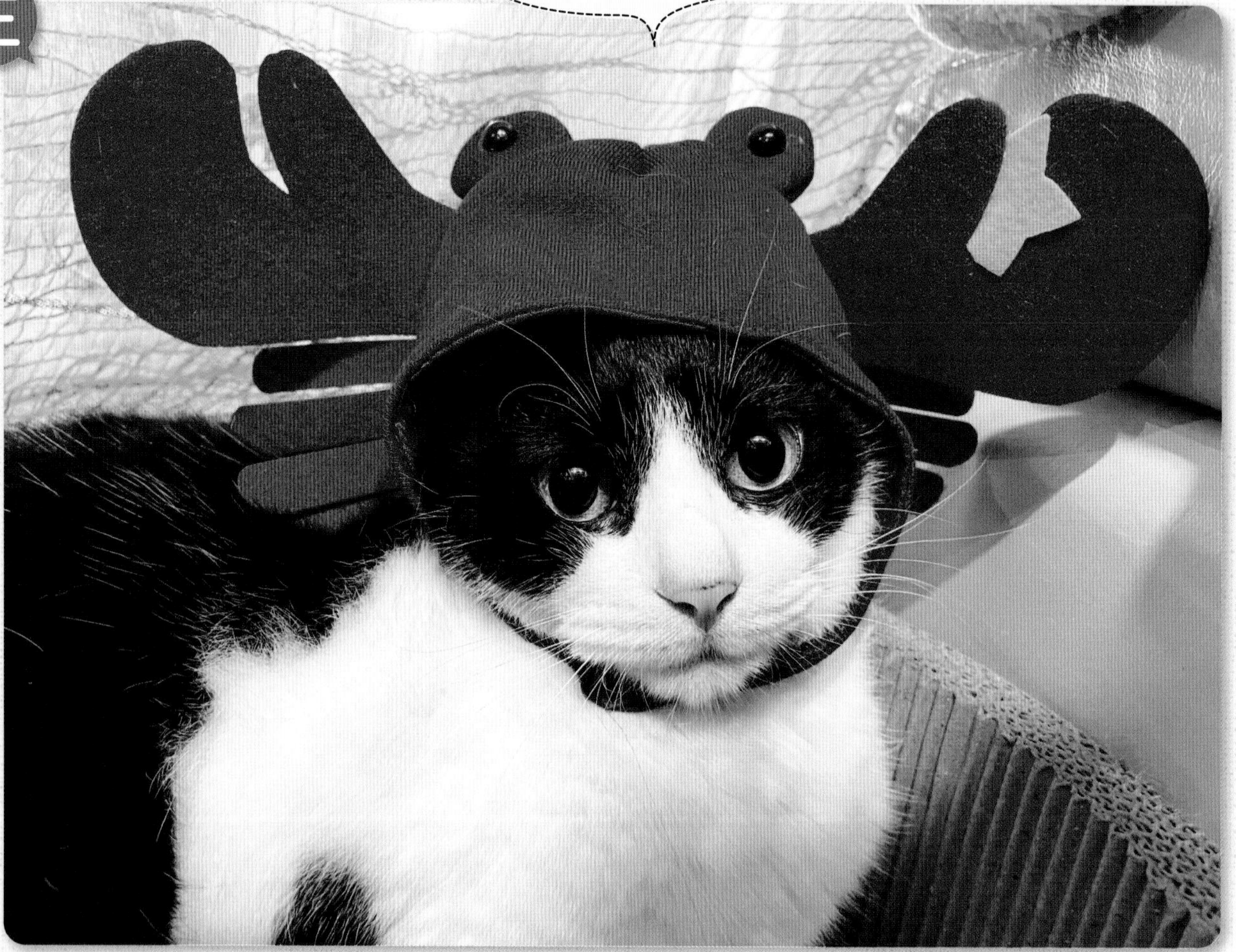

誤

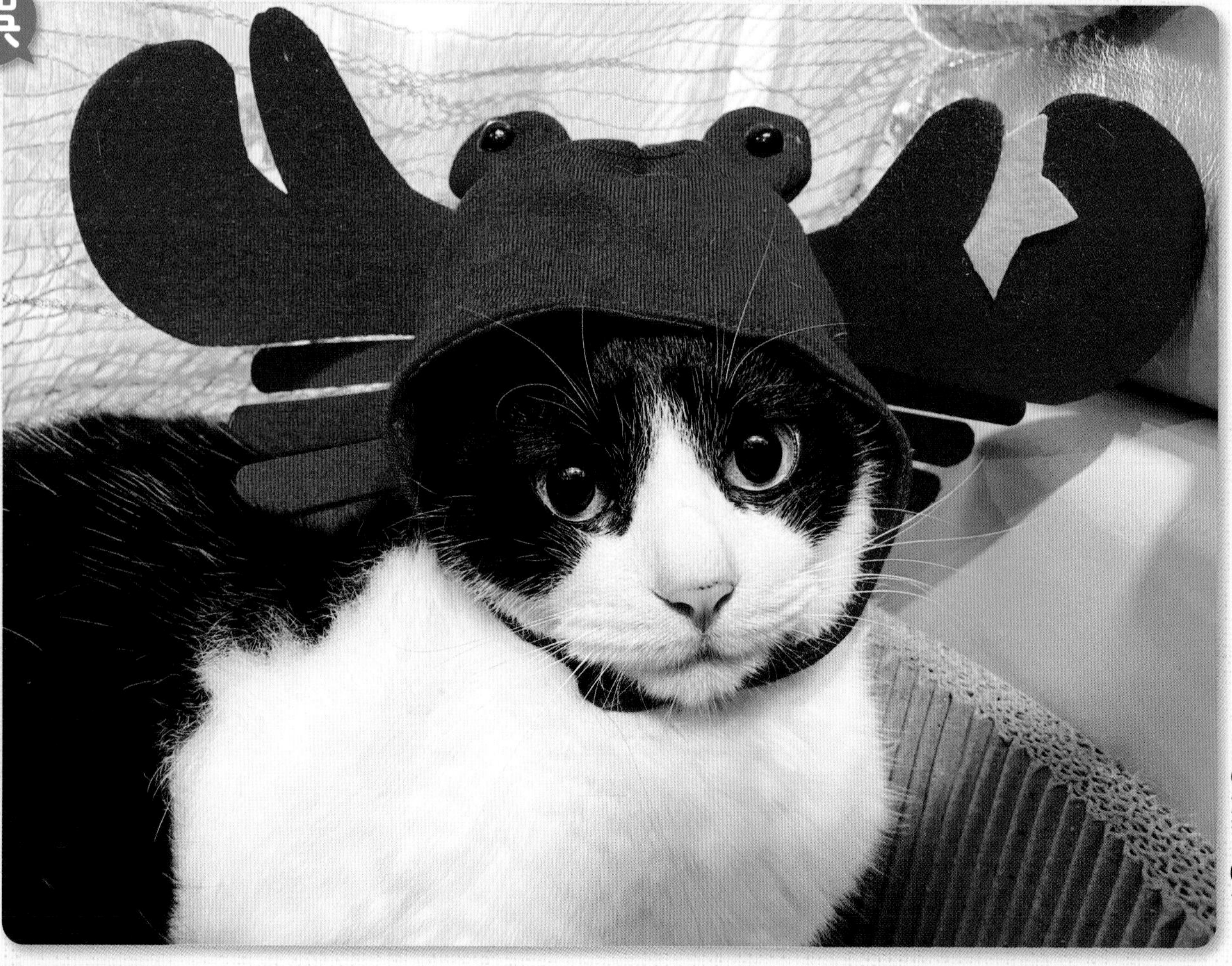

まちがいは5つ。1分で探してにゃ。

➡解答は66ページ

21 ウシねこ

1分で見つけた数	個
全部見つけるまでの時間	分　秒

……？

正

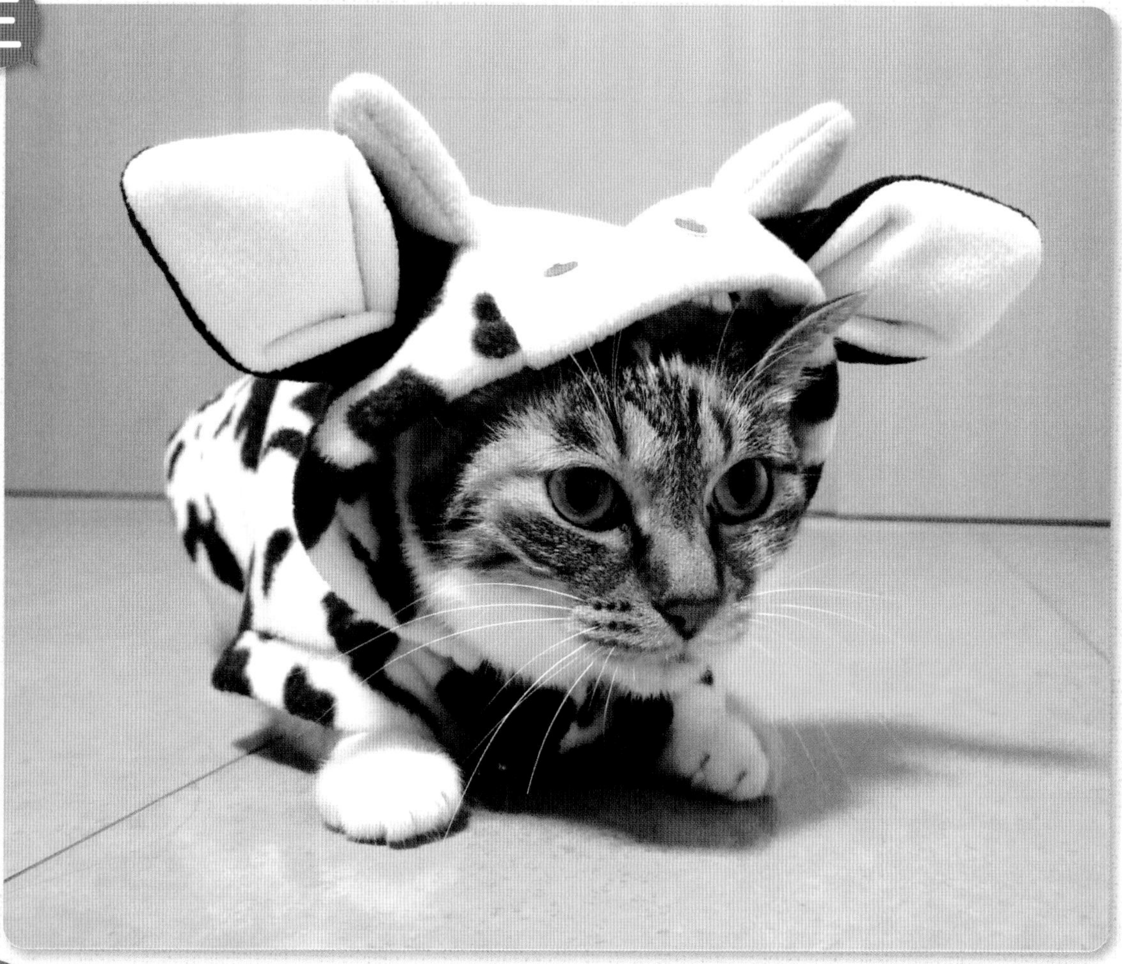

誤

まちがいは5つ。1分で探してにゃ。

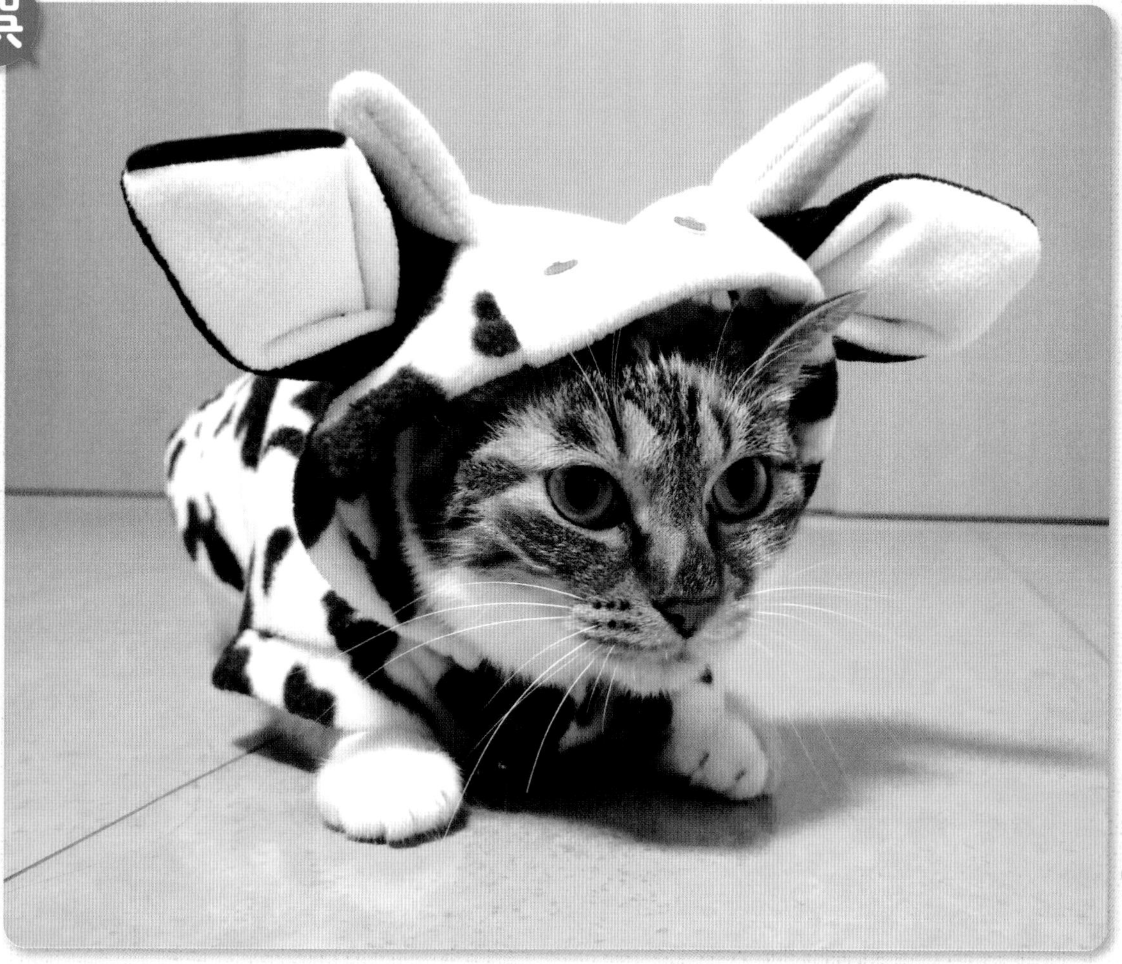

➡解答は66ページ

22 キリンねこ

1分で見つけた数	個
全部見つけるまでの時間	分　秒

………??

正

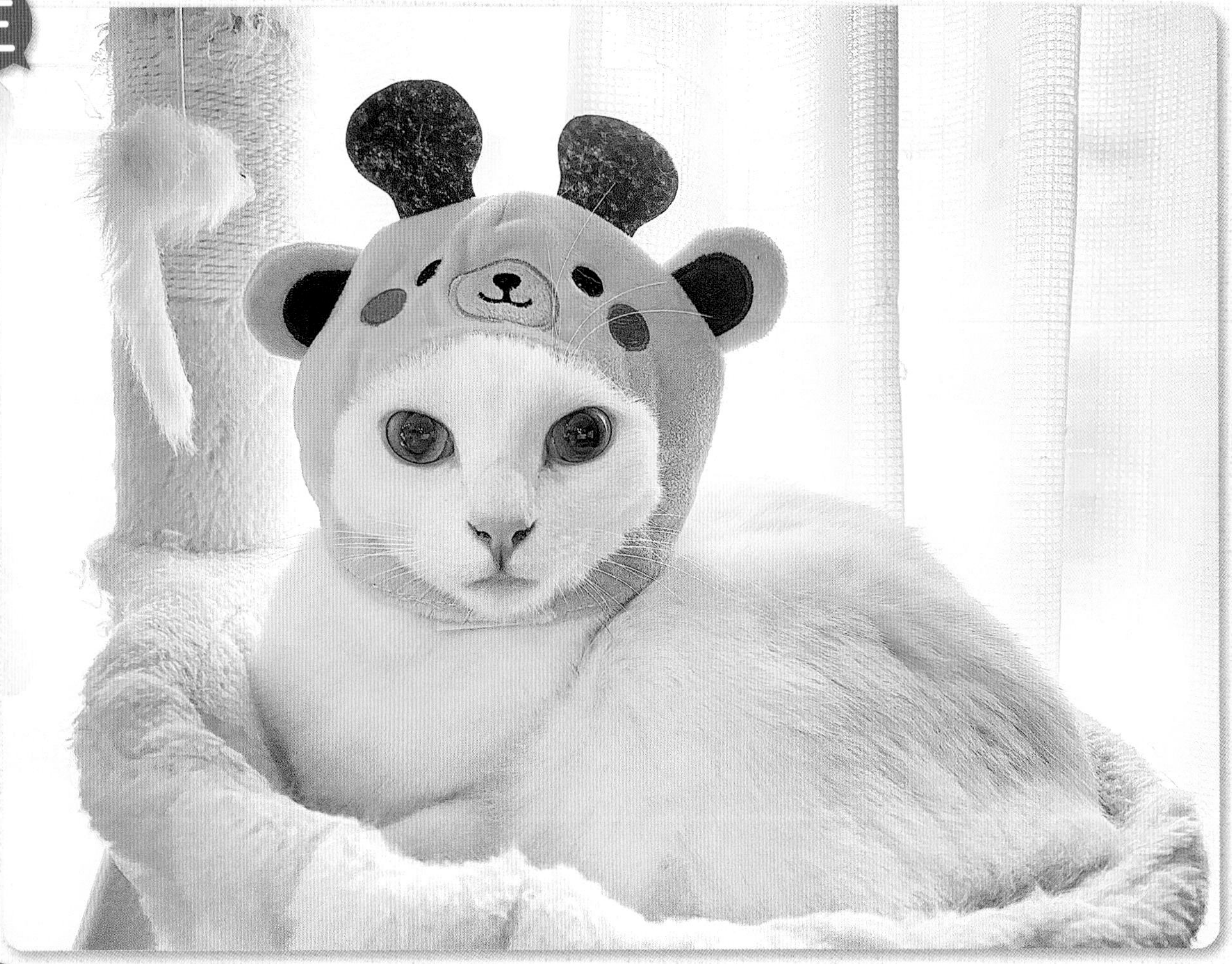

誤

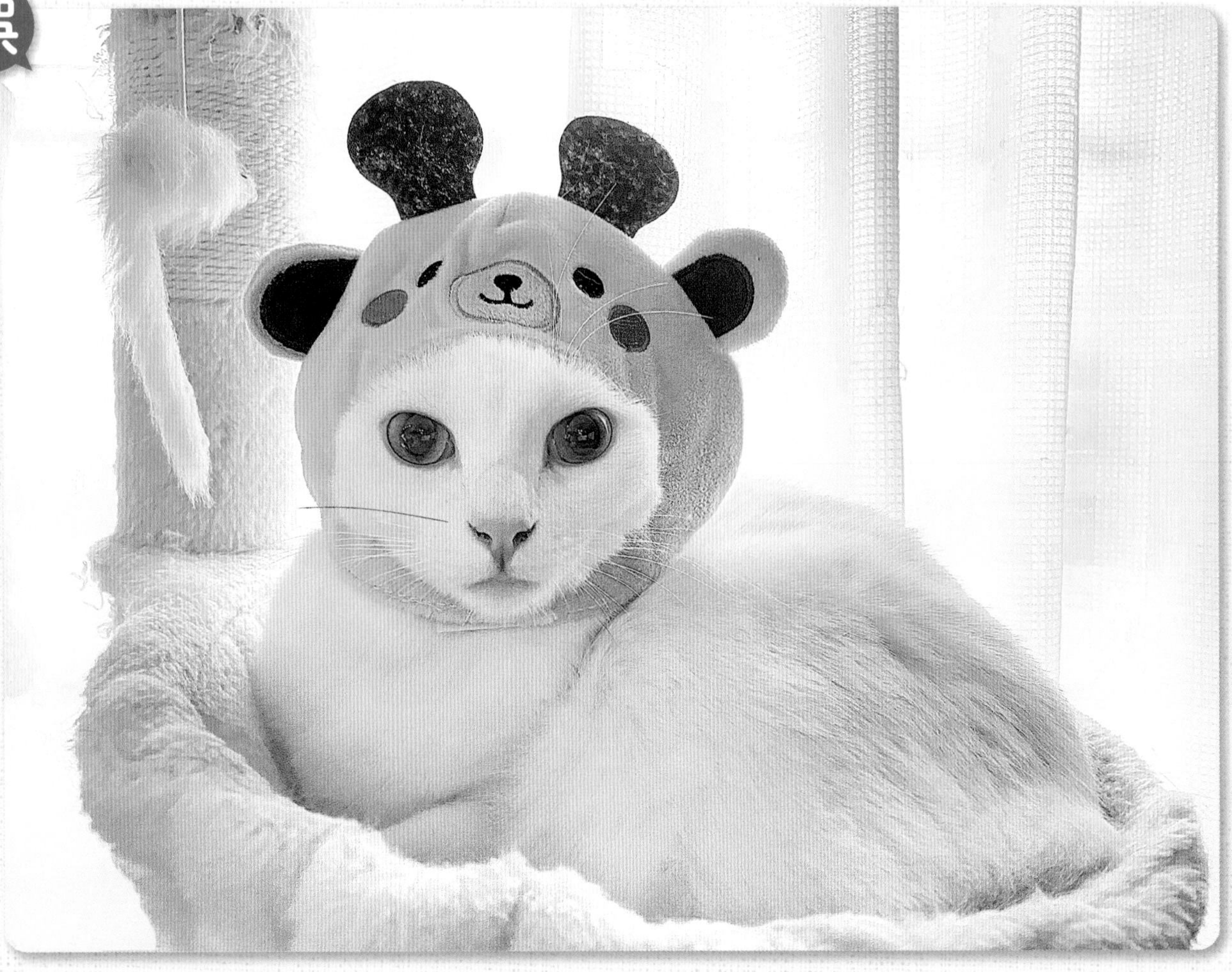

まちがいは5つ。1分で探してにゃ。

➡解答は66ページ

23 ライダーねこ

オレの新車、
遠くから見てもニャイス!!

1分で見つけた数	個
全部見つけるまでの時間	分　秒

正

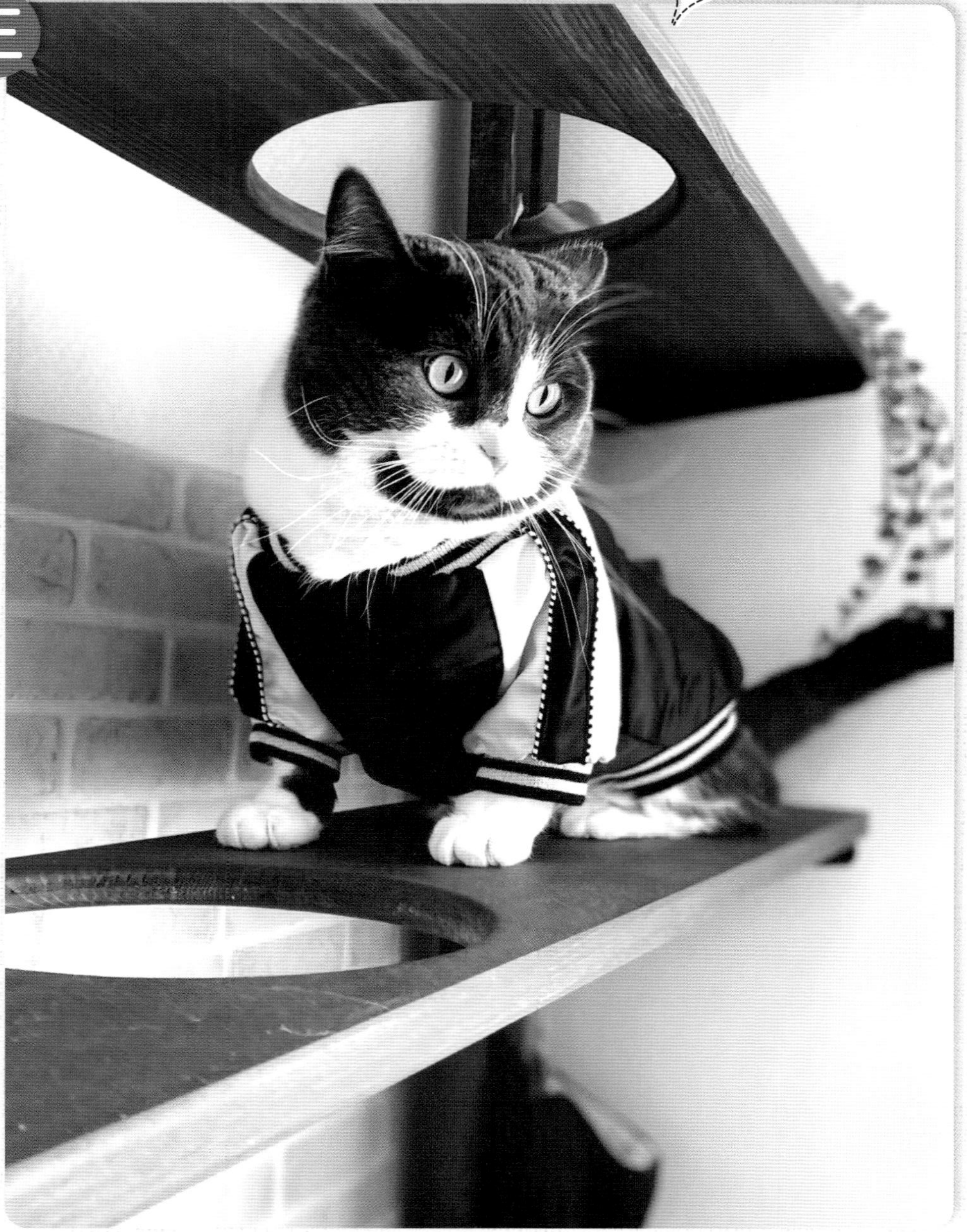

まちがいは5つ。1分で探してにゃ。

誤

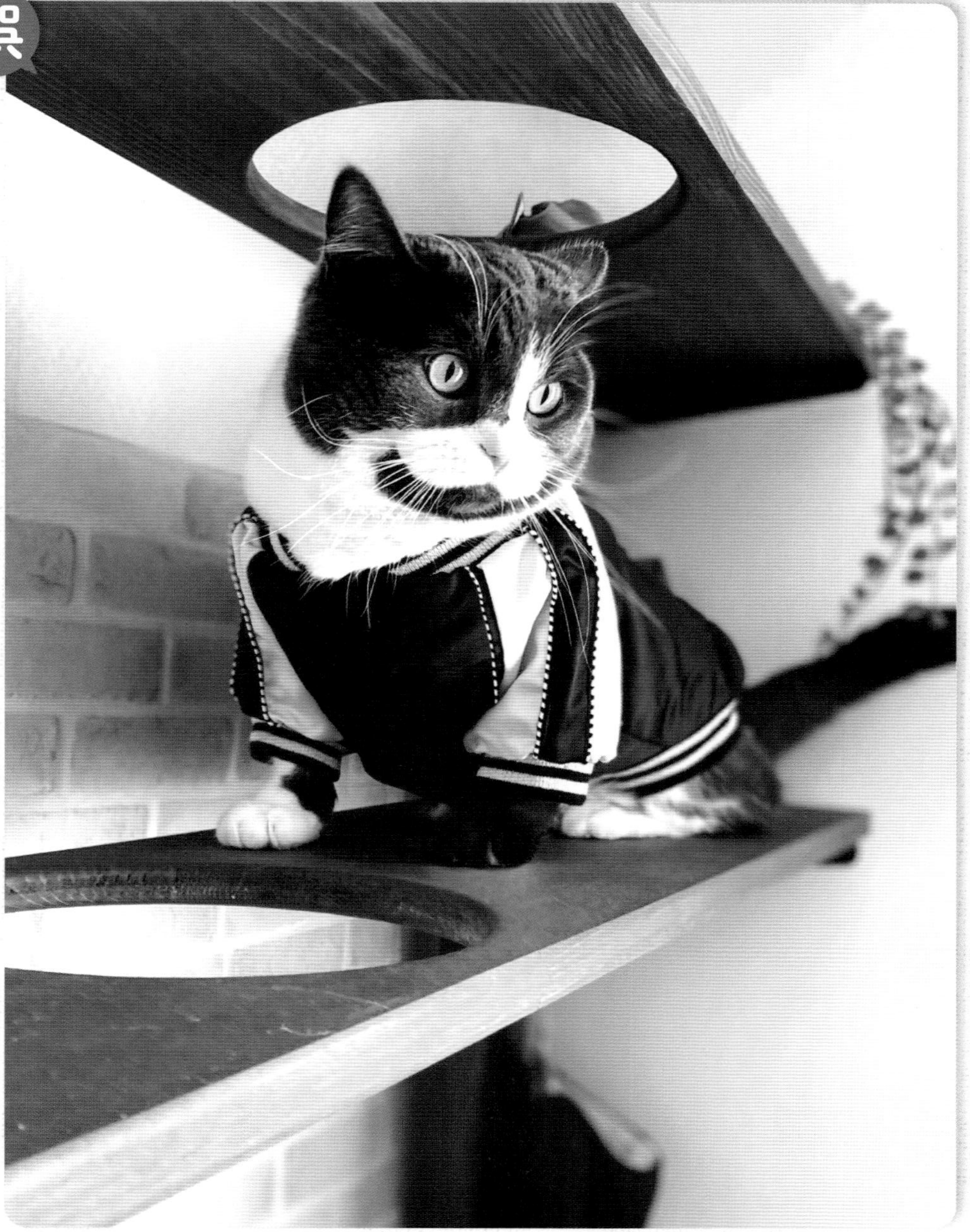

➡解答は66ページ

24 ラップ初めてねこ

Yo！ ねこパワー
聞けよこの響きを

チェケ チェケ

1分で見つけた数	個
全部見つけるまでの時間	分　秒

正

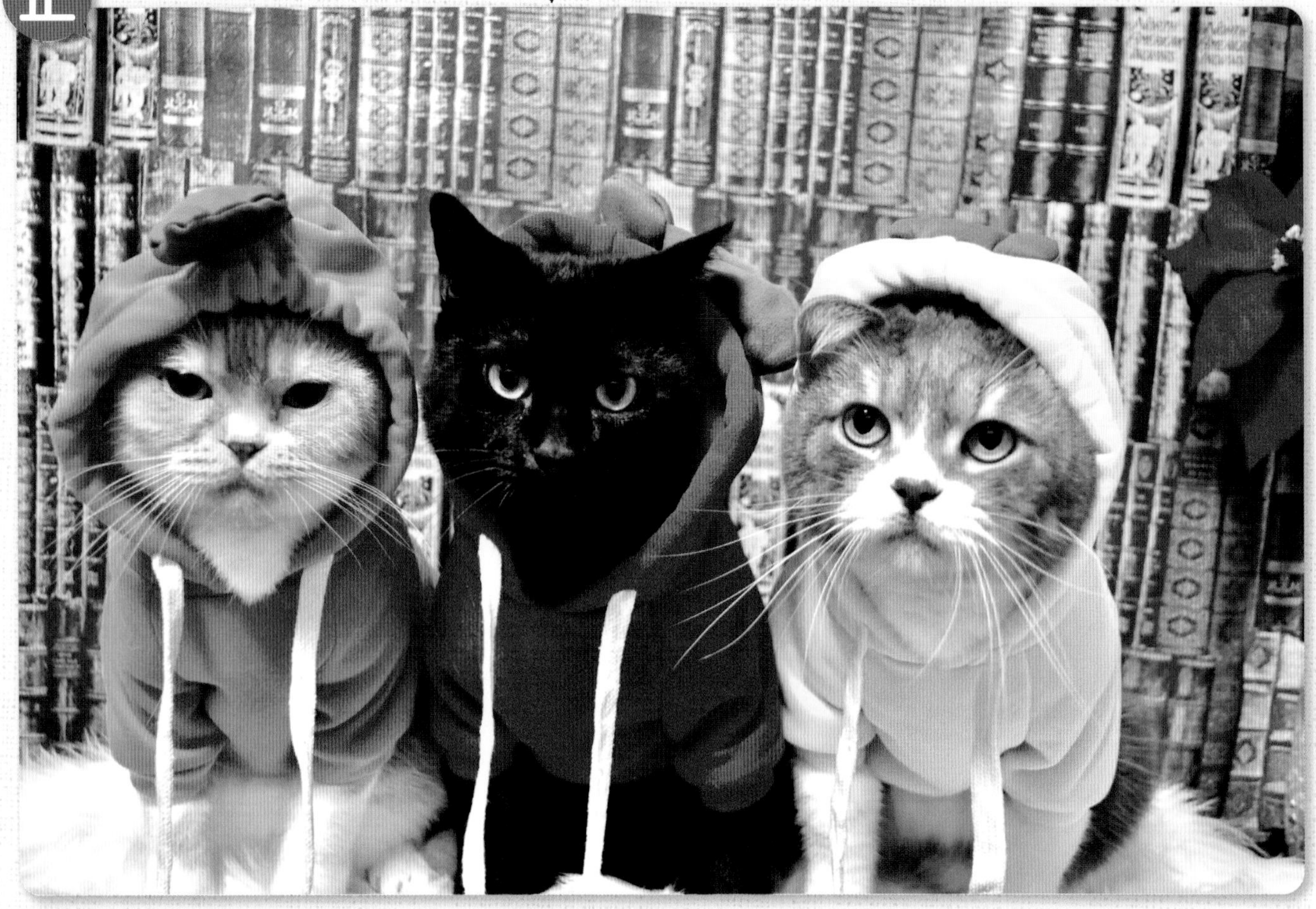

誤　まちがいは5つ。1分で探してにゃ。

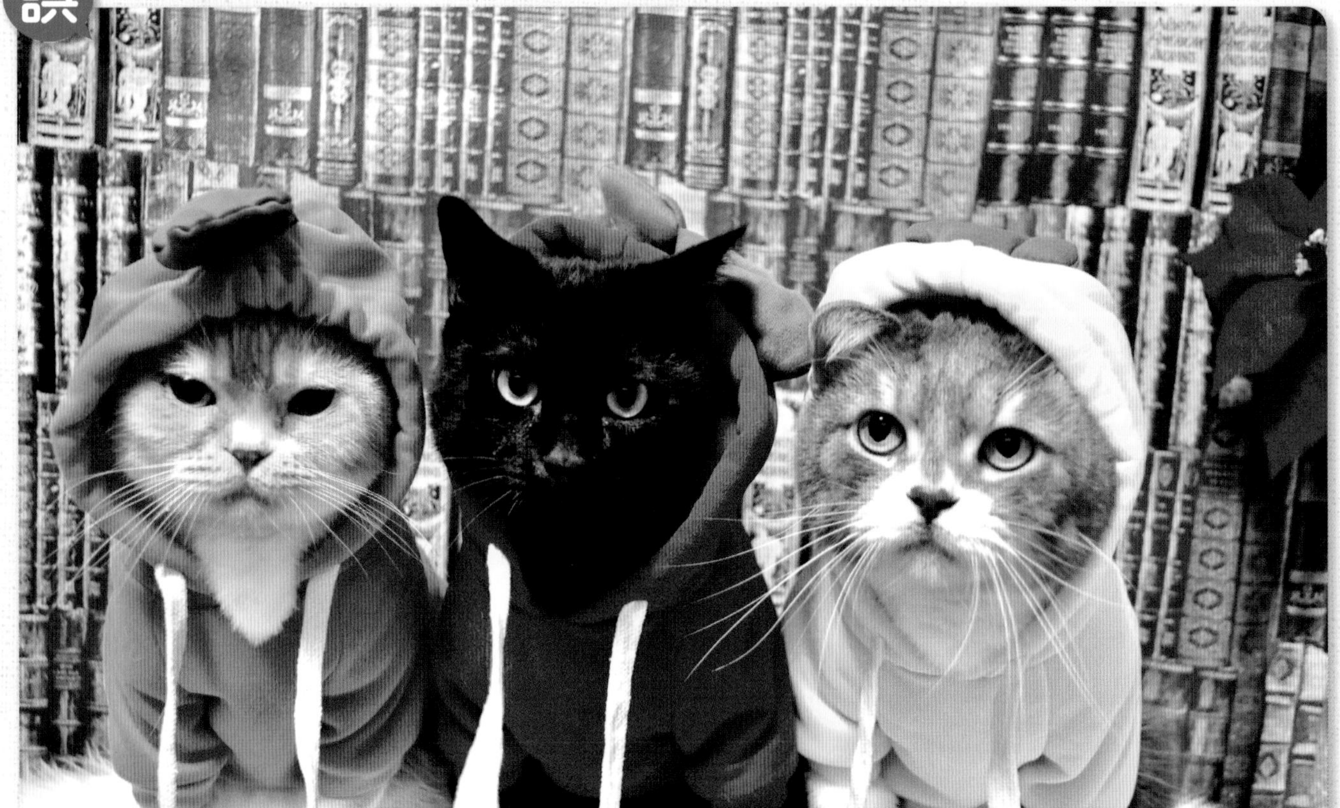

➡解答は67ページ

25 シャーロックねこ

この味は…。みなさん。
犯人がわかりましたにゃ

1分で見つけた数	個	
全部見つけるまでの時間	分	秒

正

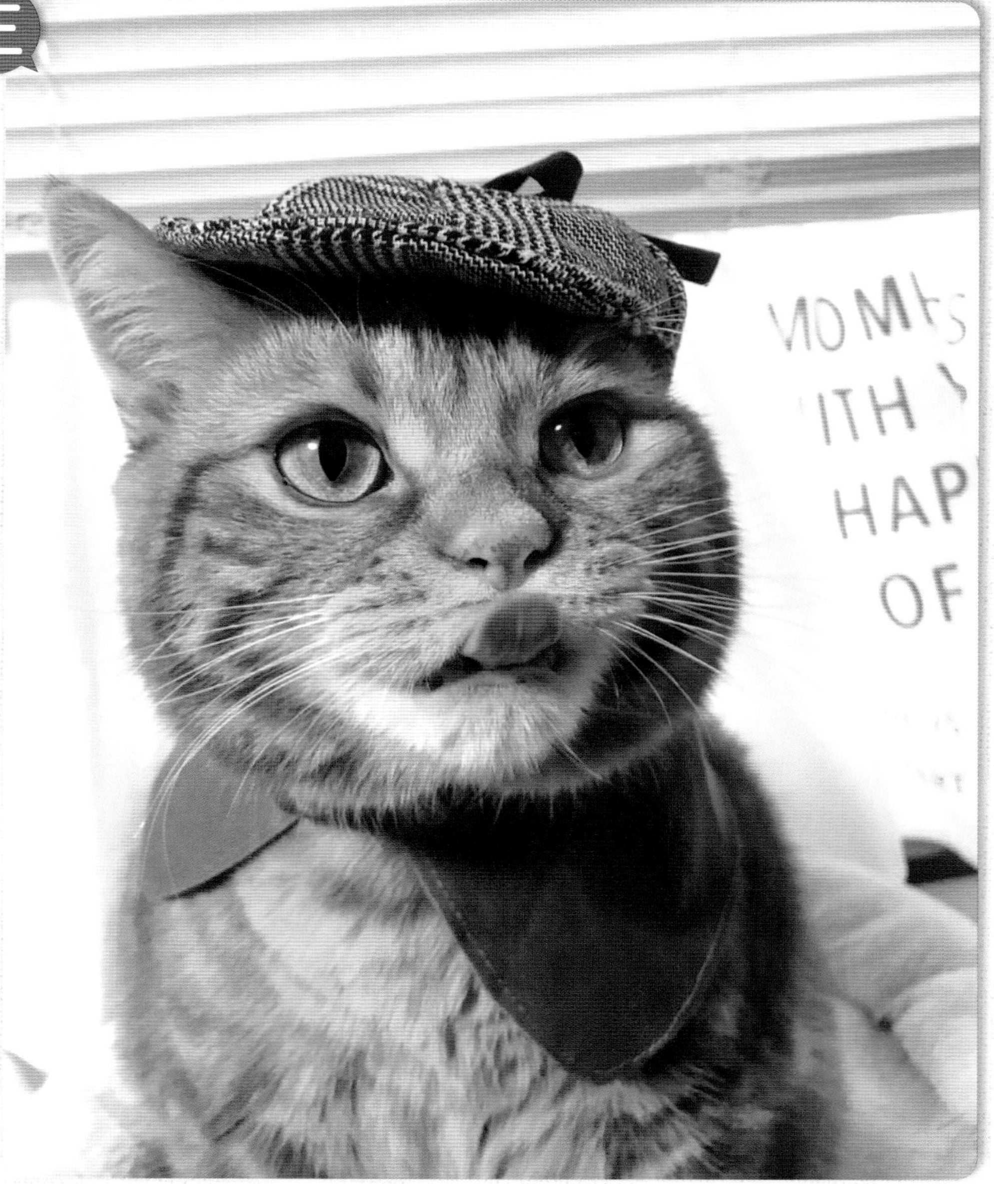

まちがいは5つ。1分で探してにゃ。

誤

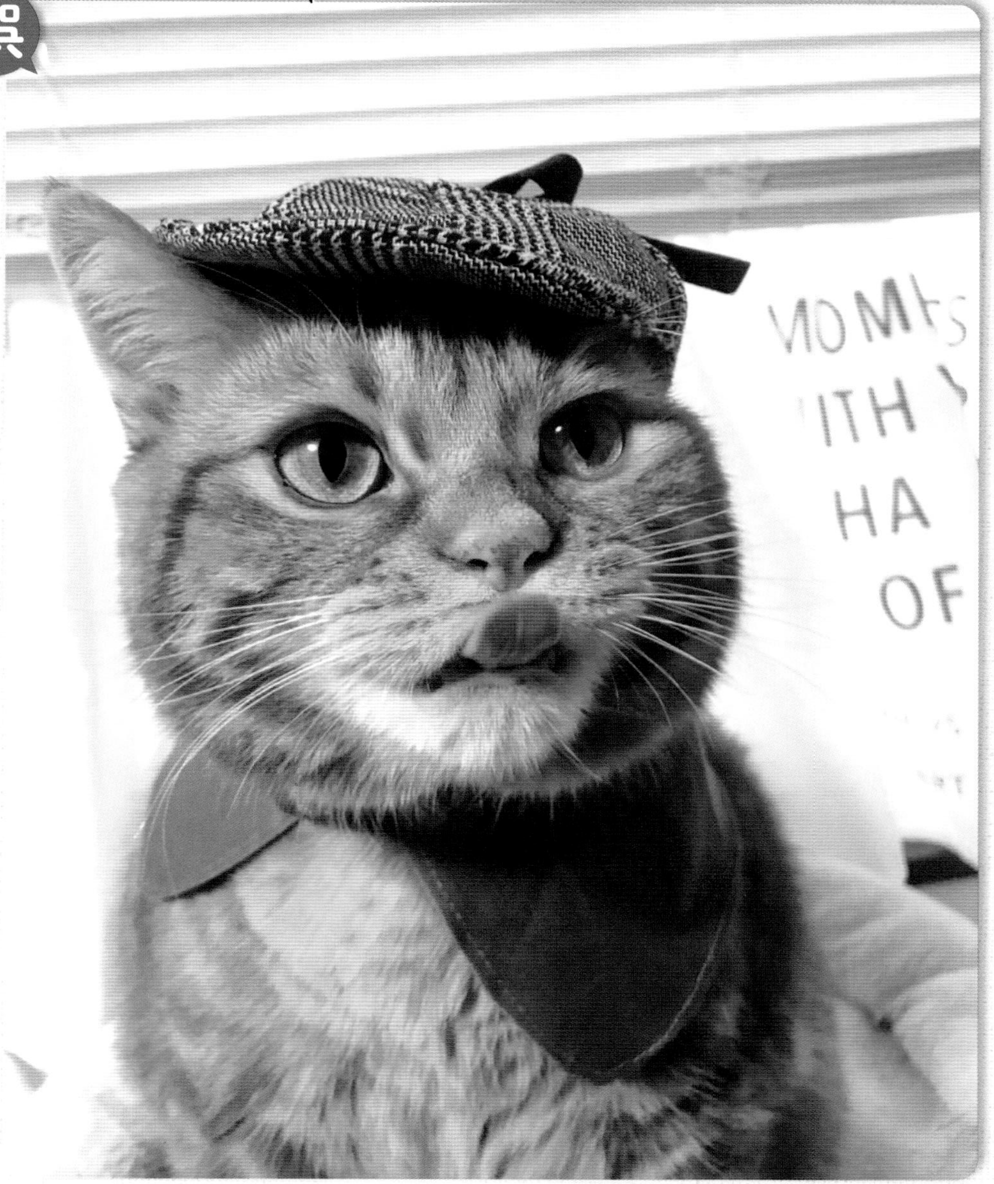

➡解答は67ページ

26 成長期ねこ

この服3回しか着てないのに、
もうピチピチだ

1分で見つけた数	個
全部見つけるまでの時間	分　秒

正

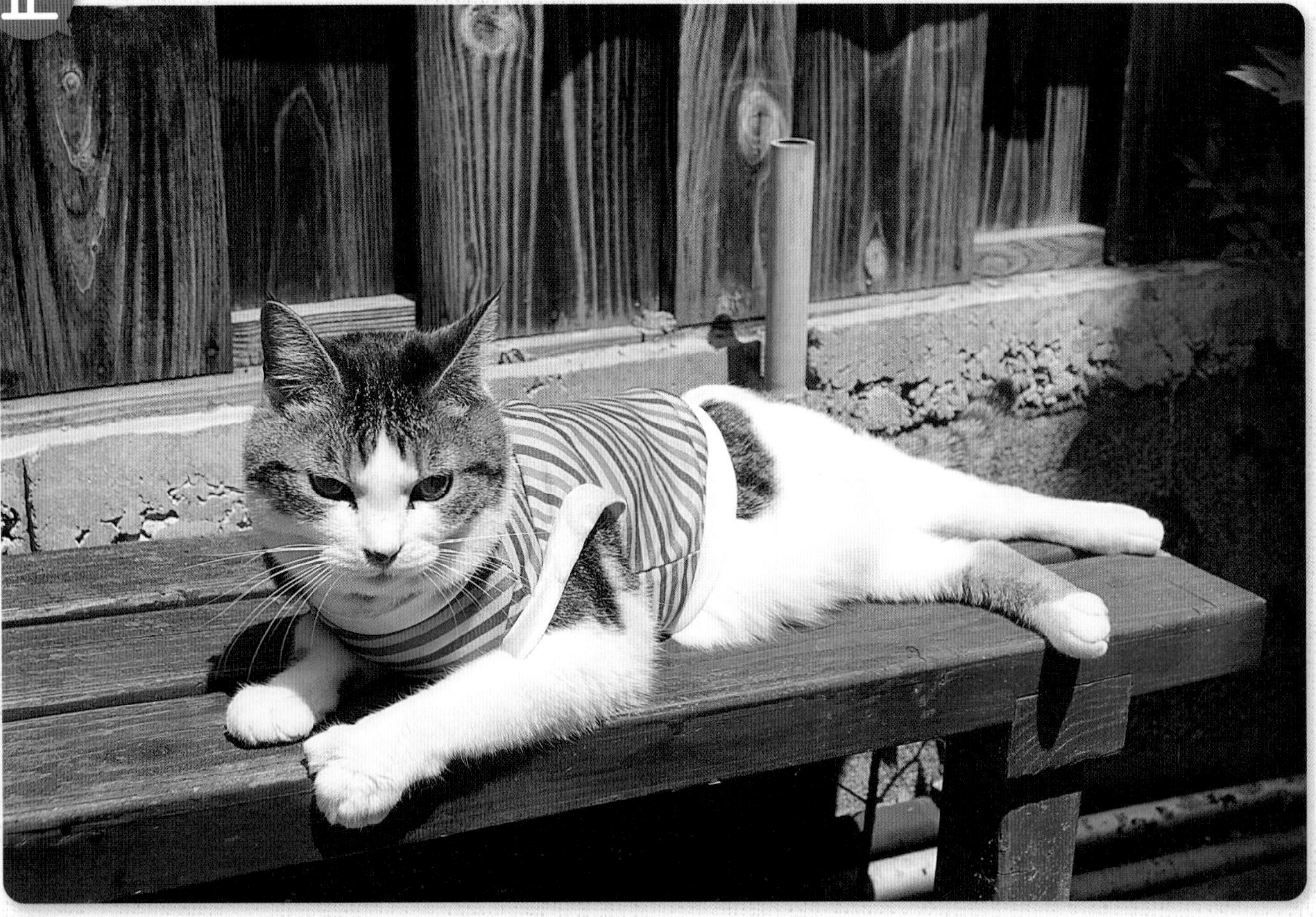

誤　まちがいは5つ。1分で探してにゃ。

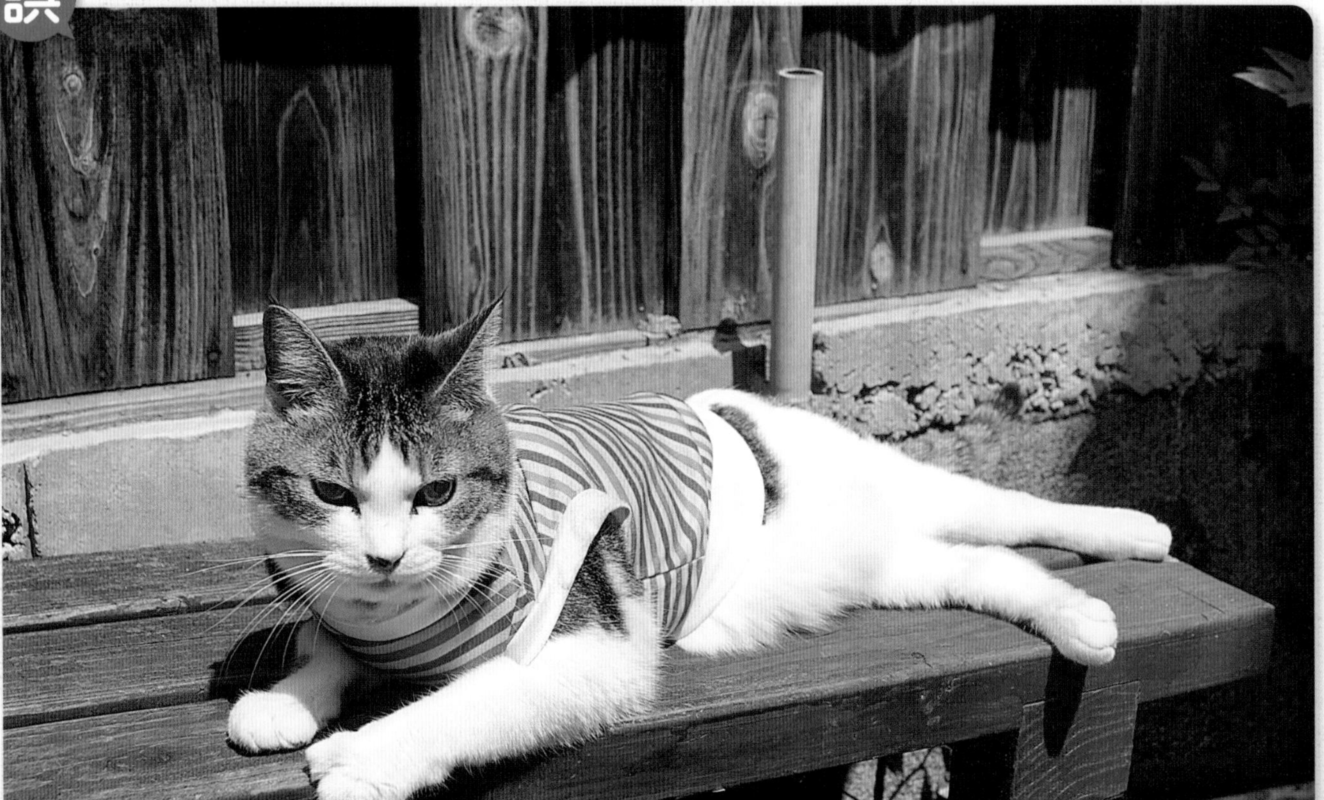

➡解答は67ページ

27 カンフーねこ

エビちゃんは
倒したので、
次の挑戦者の方…

1分で見つけた数	個
全部見つけるまでの時間	分　秒

（ク、クジラさんだ…）

正

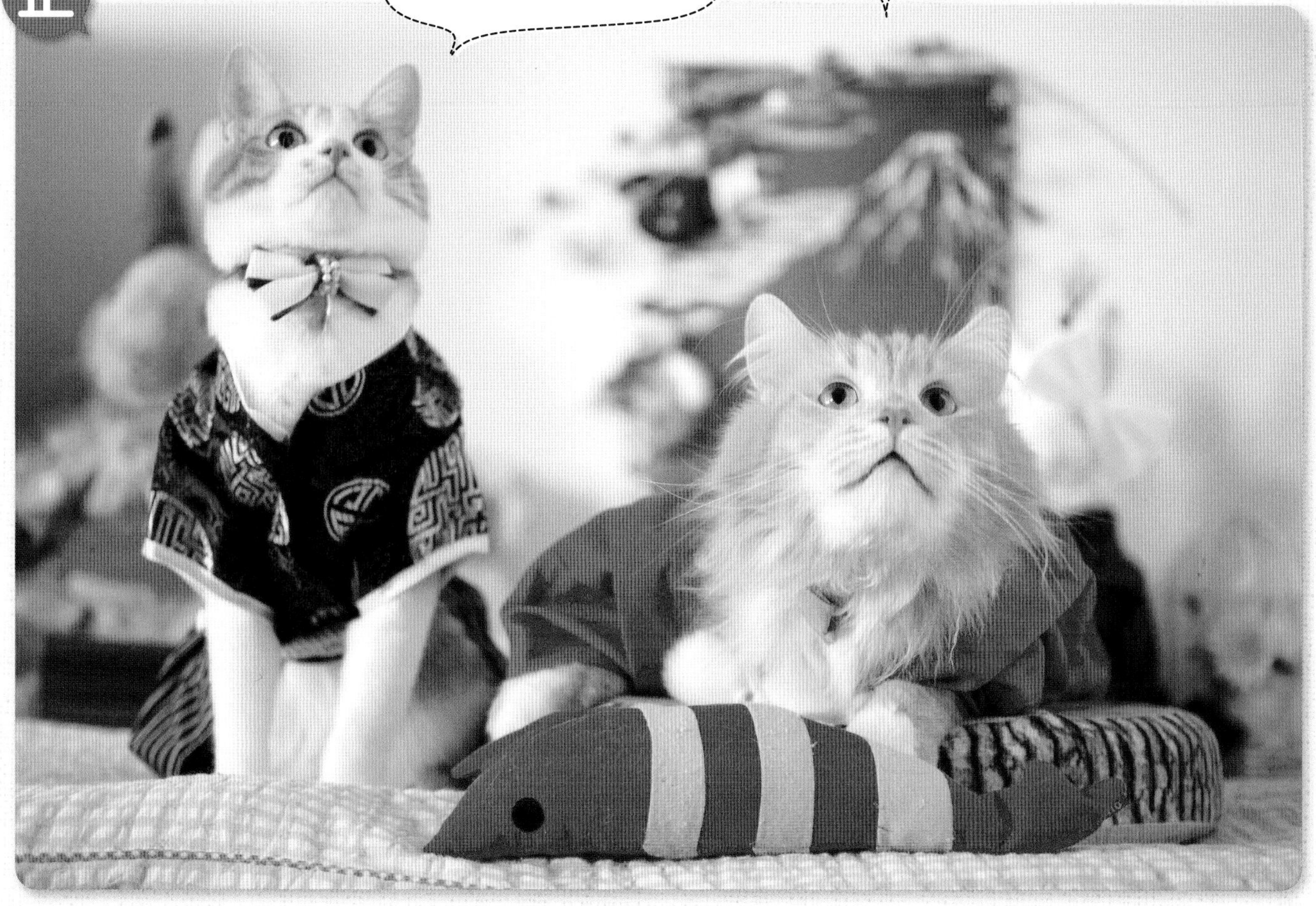

誤　まちがいは５つ。１分で探してにゃ。

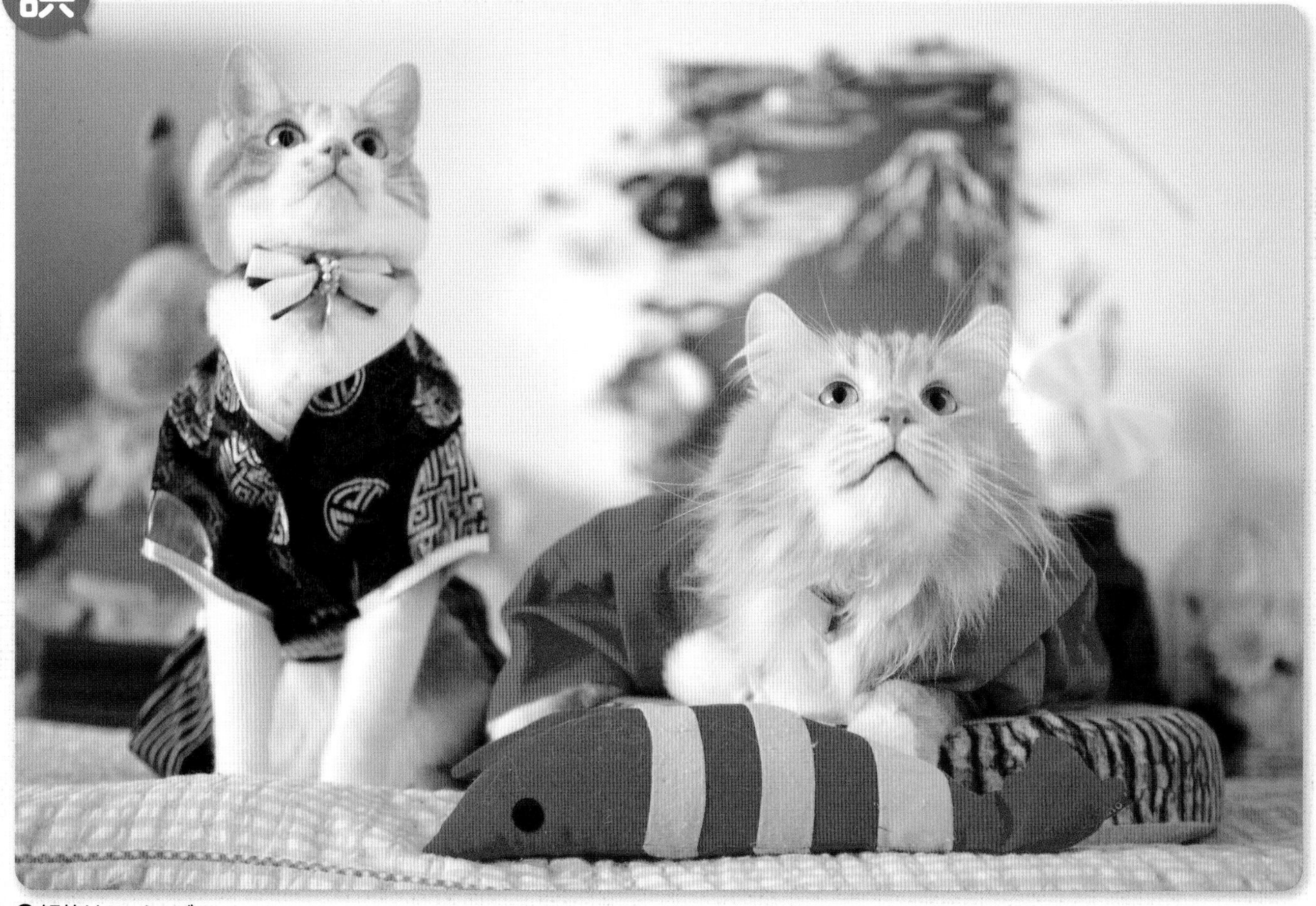

➡解答は67ページ

28 船乗りねこ

この船、
よく揺れるんだ。
だいじょうぶか？

だいじょうぶ
じゃにゃい

1分で見つけた数	個
全部見つけるまでの時間	分　秒

正

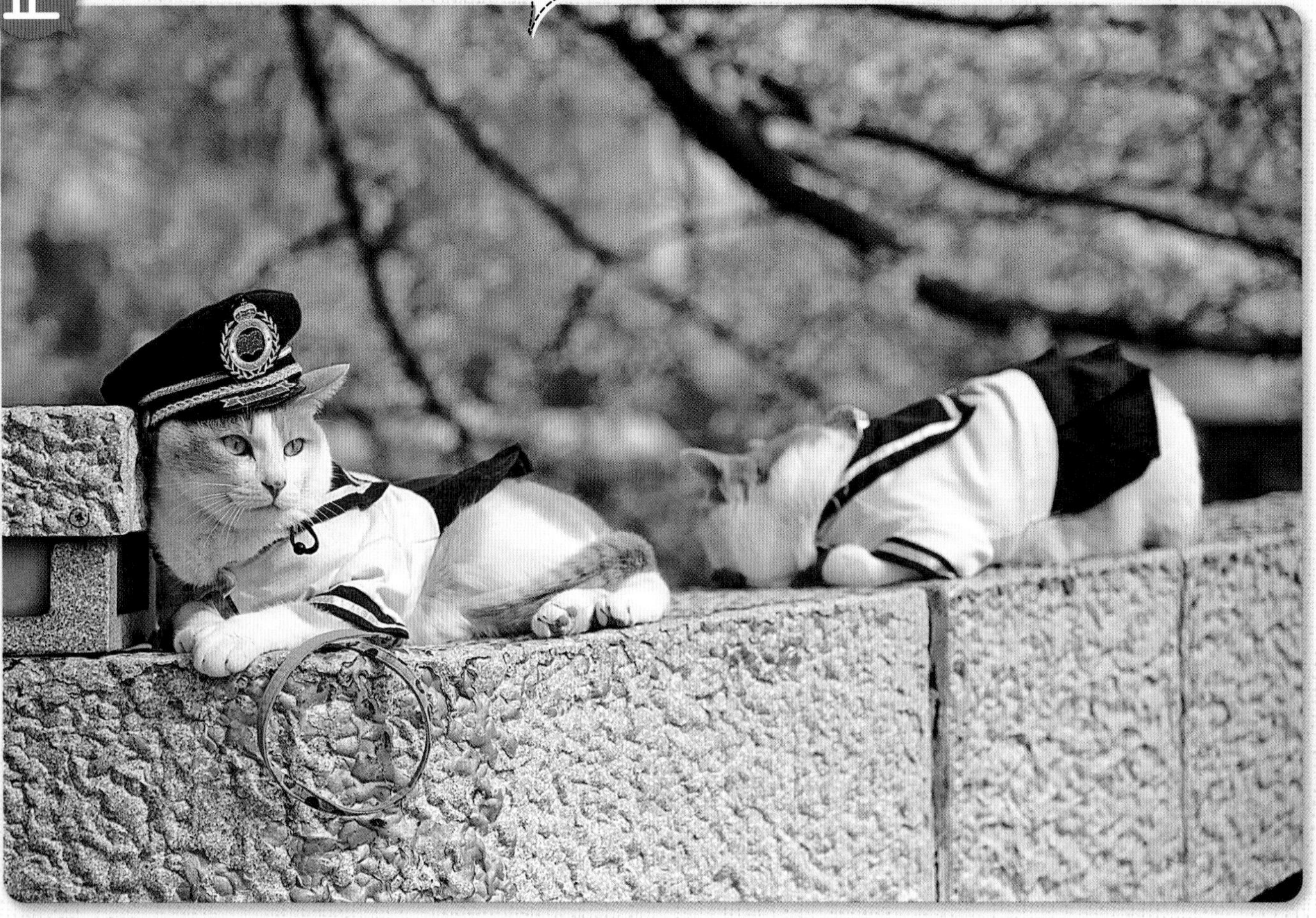

誤　まちがいは5つ。1分で探してにゃ。

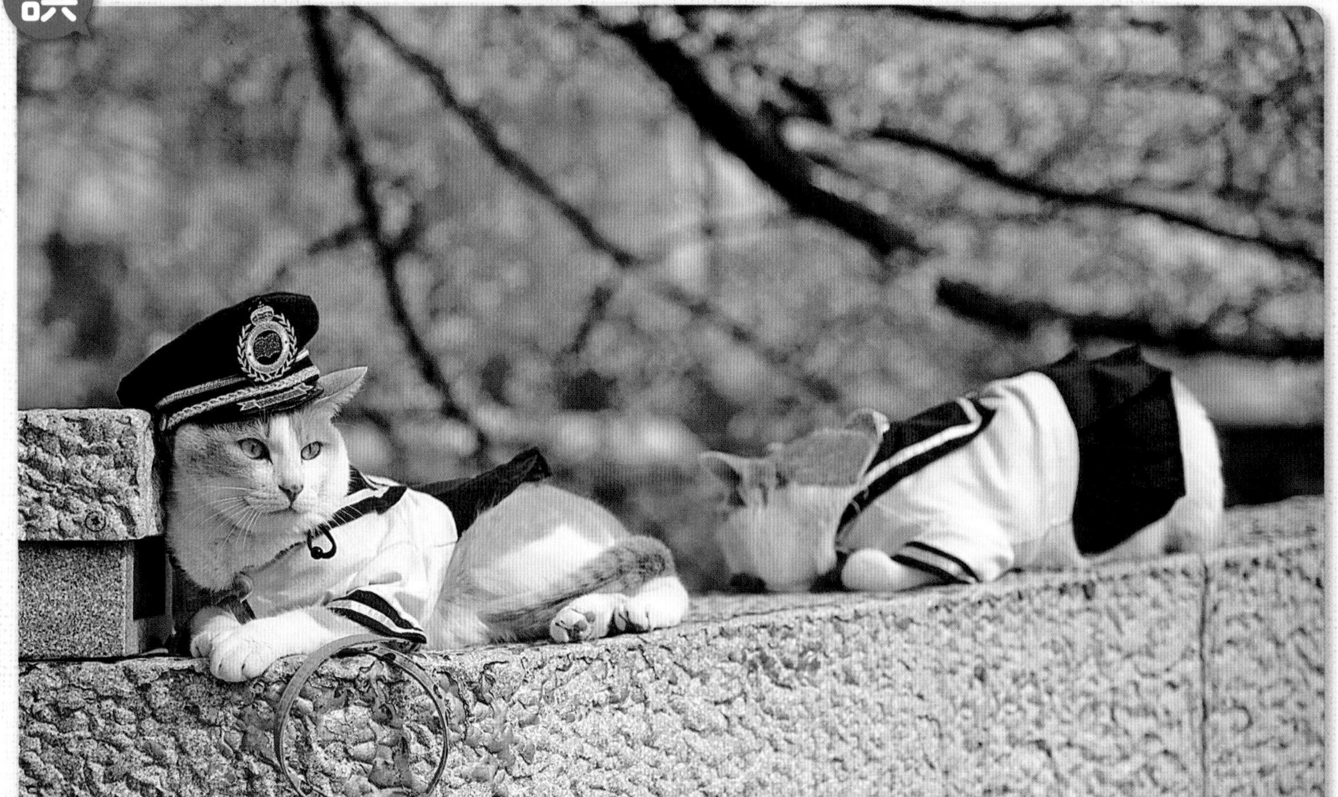

➡解答は67ページ

29 パンダになりたいねこ

1分で見つけた数	個
全部見つけるまでの時間	分　秒

正

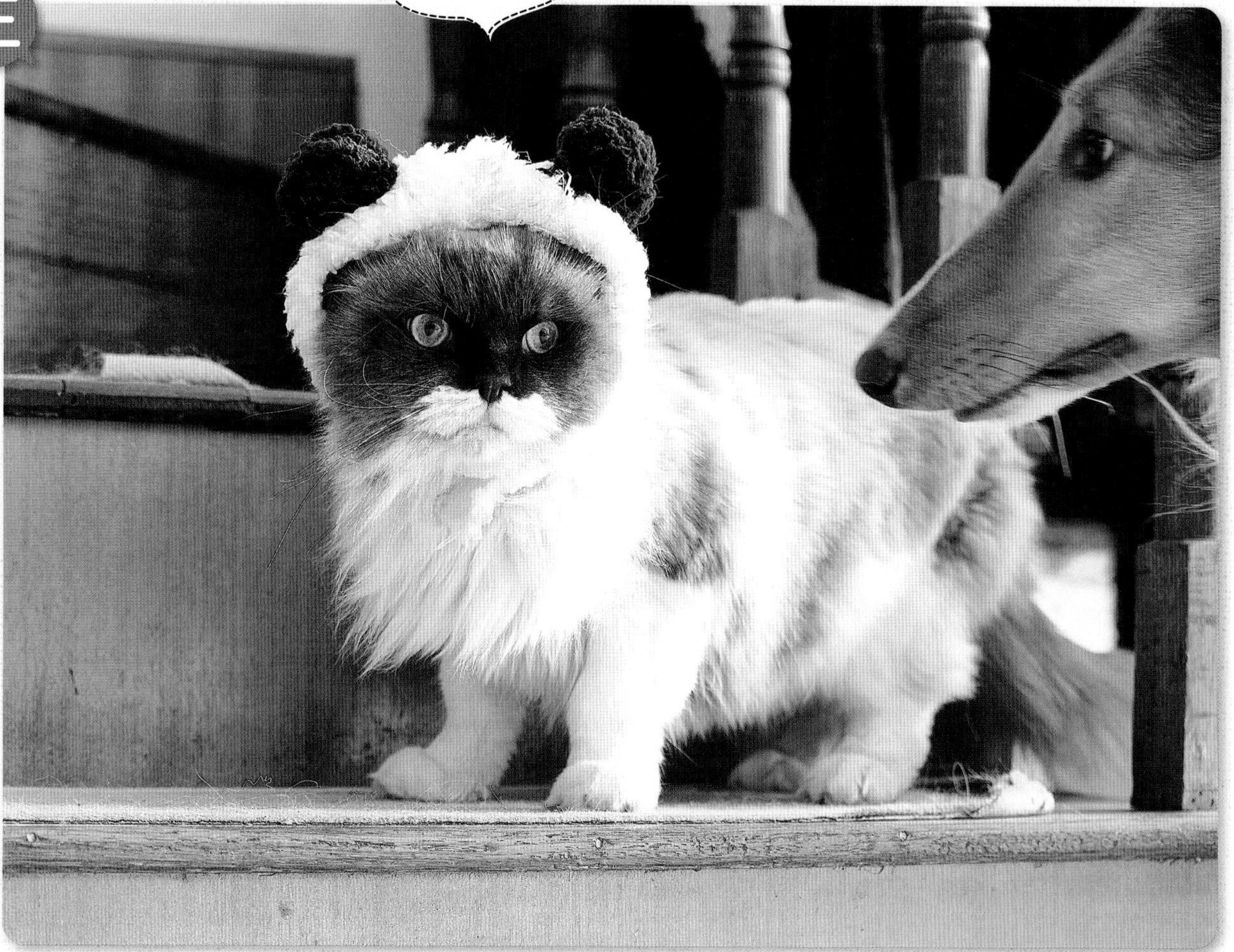

誤

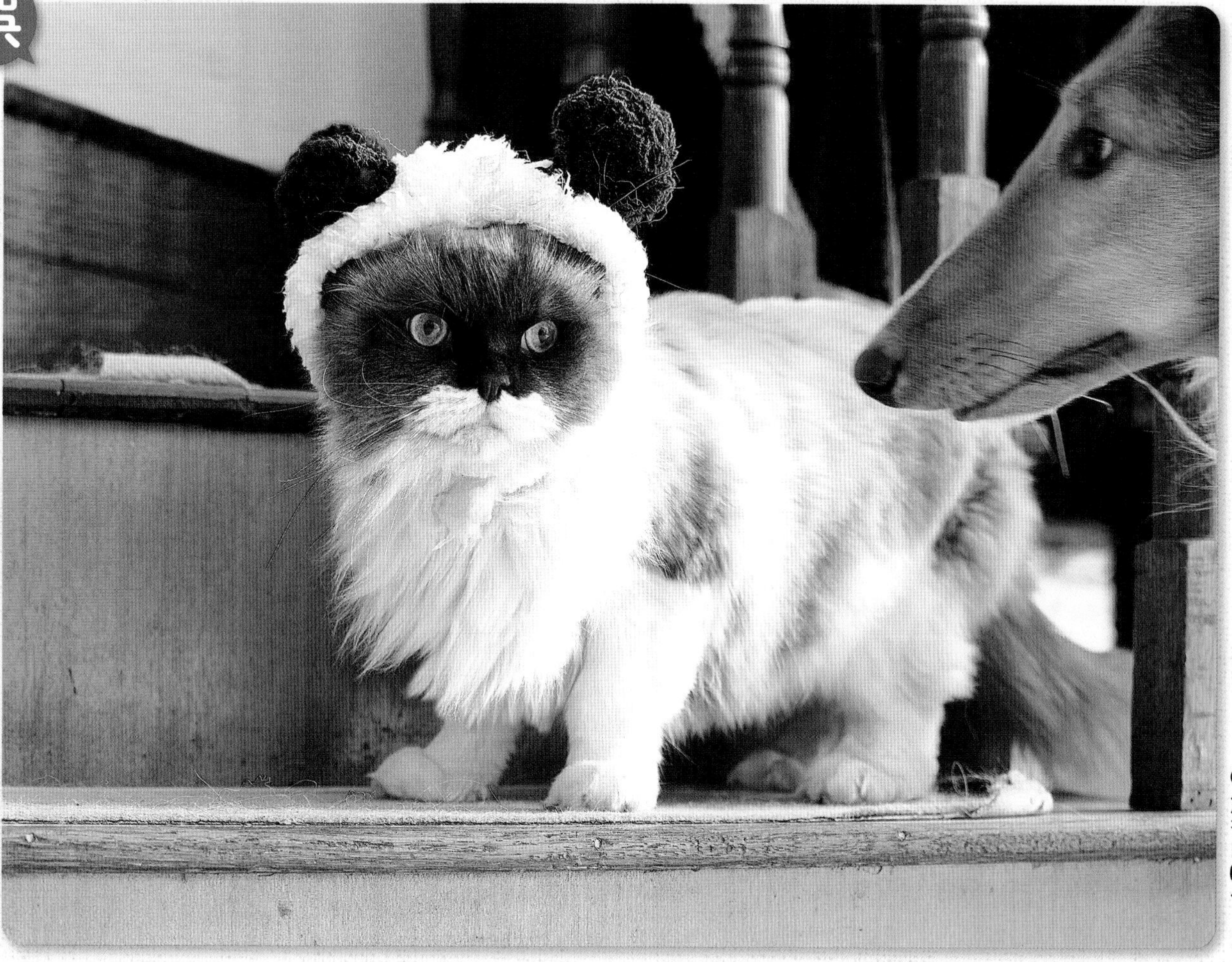

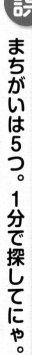

まちがいは5つ。1分で探してにゃ。

➡解答は67ページ

30 次の家事をしたいねこ

クマちゃん。
そろそろ寝てにゃ

1分で見つけた数	個
全部見つけるまでの時間	分　秒

正

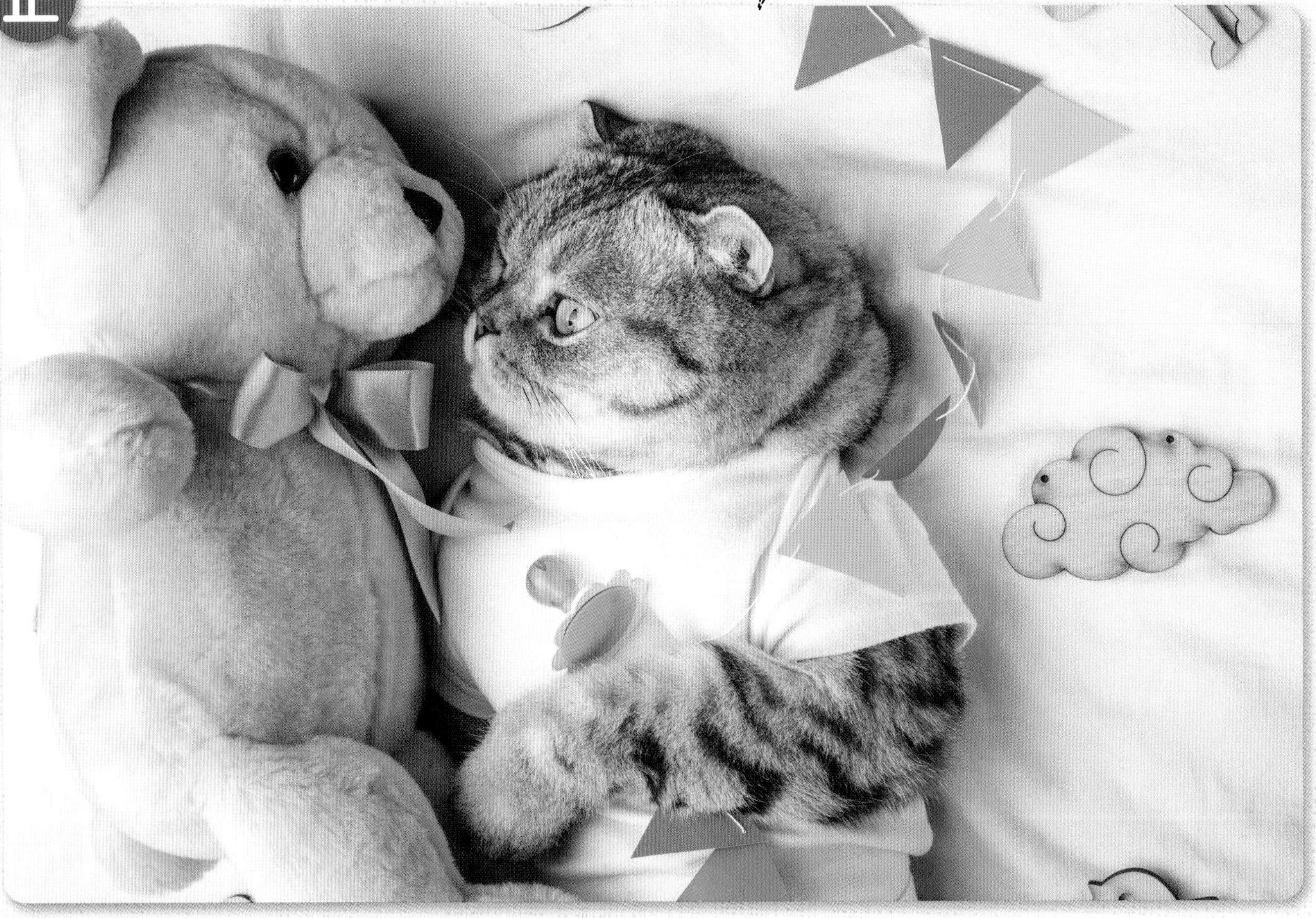

誤　まちがいは5つ。1分で探してにゃ。

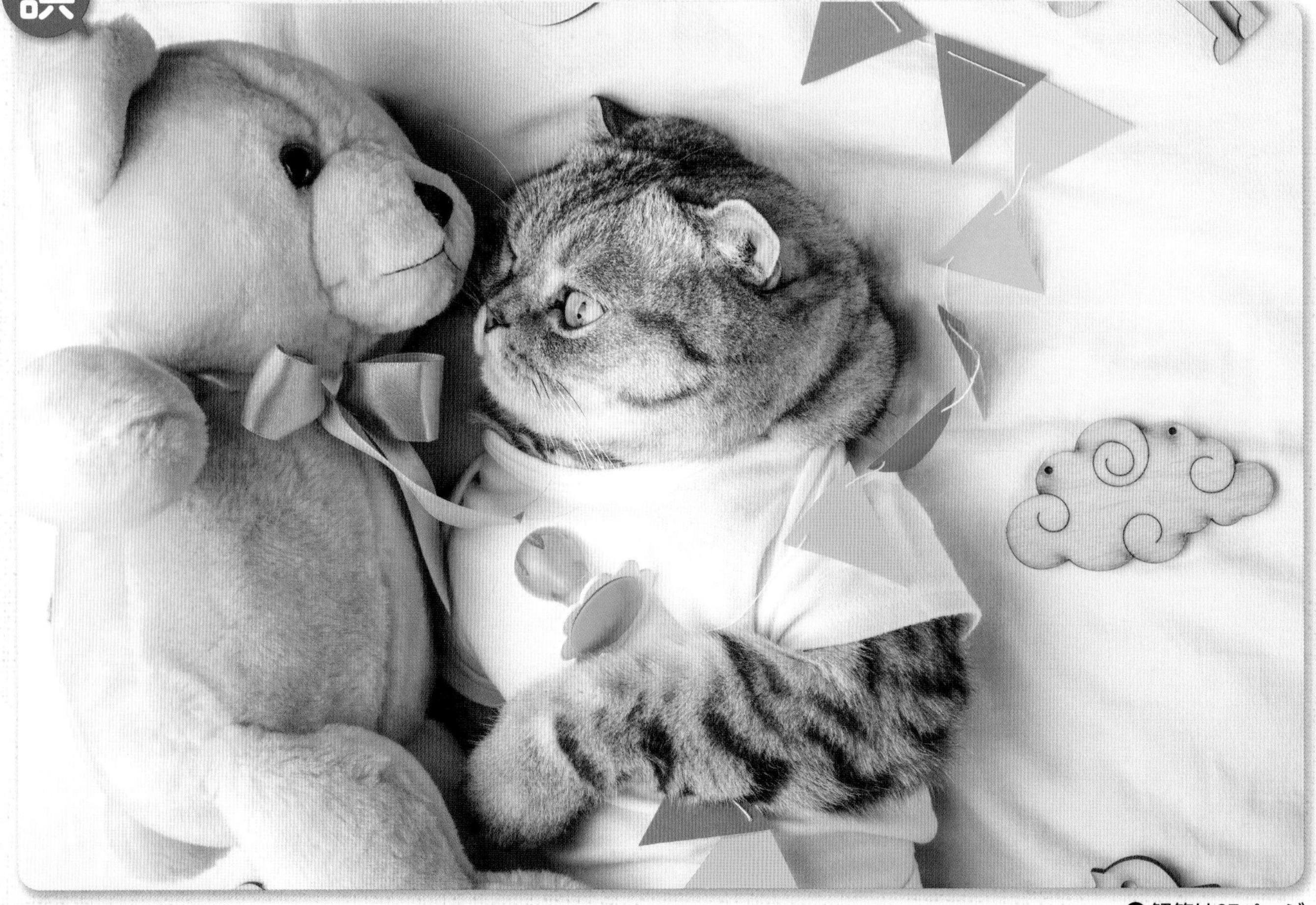

➔解答は67ページ

31

休憩 ポリスにゃん

落とし物ですか？
いま布団ふみふみしてるので、
そこ置いといてください

1分で見つけた数	個
全部見つけるまでの時間	分　秒

正

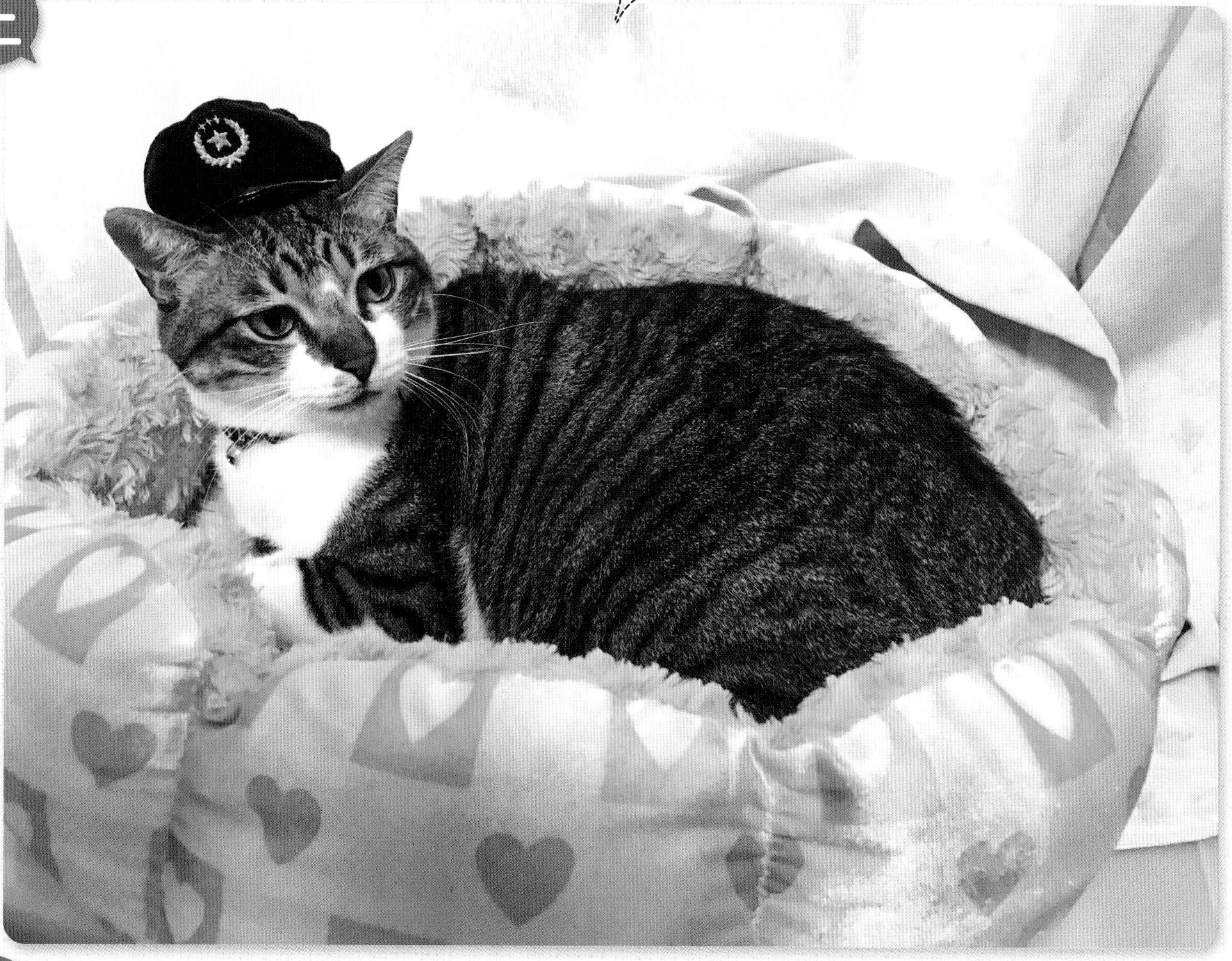

誤

まちがいは5つ。1分で探してにゃ。

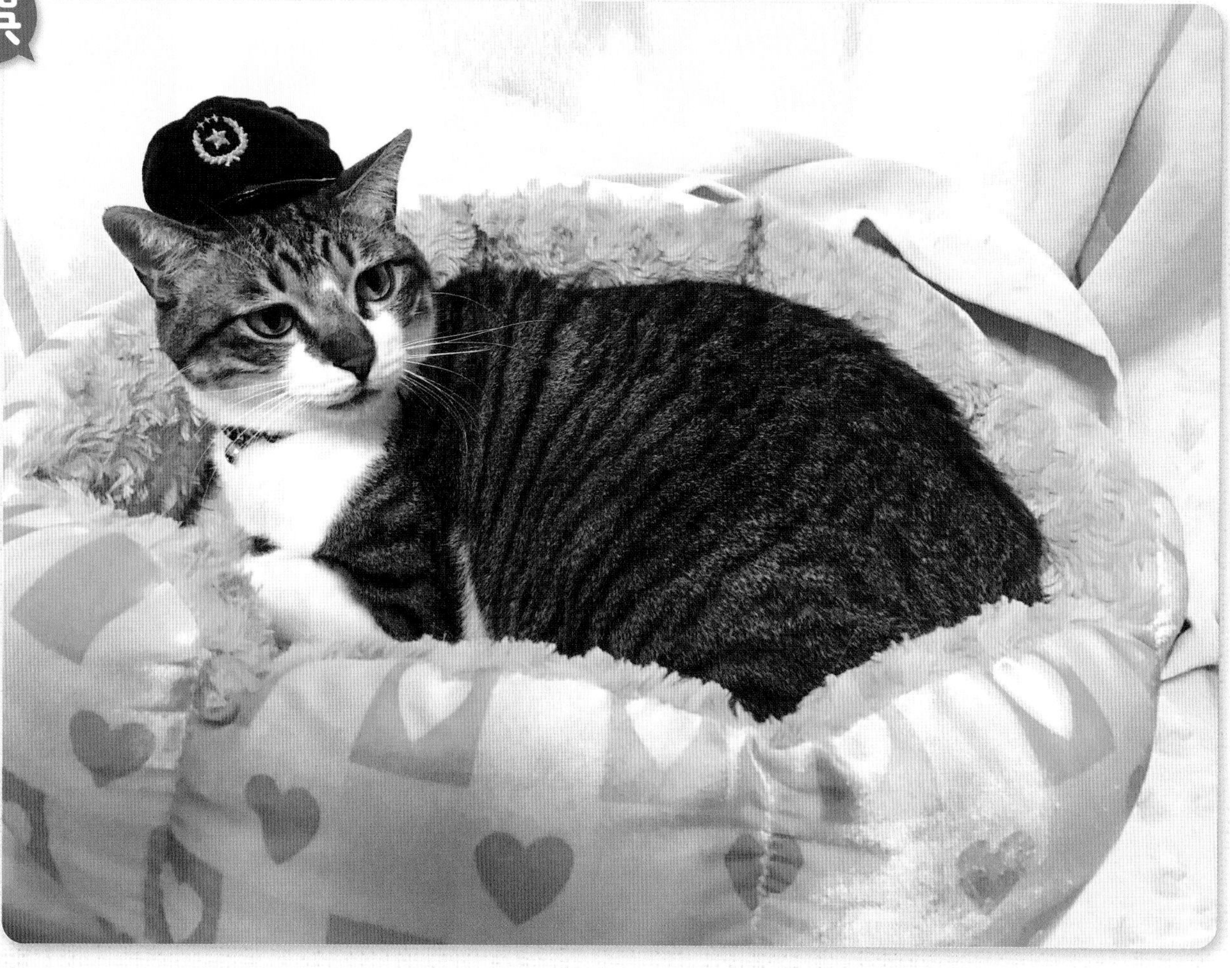

➡解答は67ページ

32 ライオンねこ

ガオー！
ボクはライオンだにゃ…
あ、ちょっとやめてぇ

1分で見つけた数	個
全部見つけるまでの時間	分　秒

正

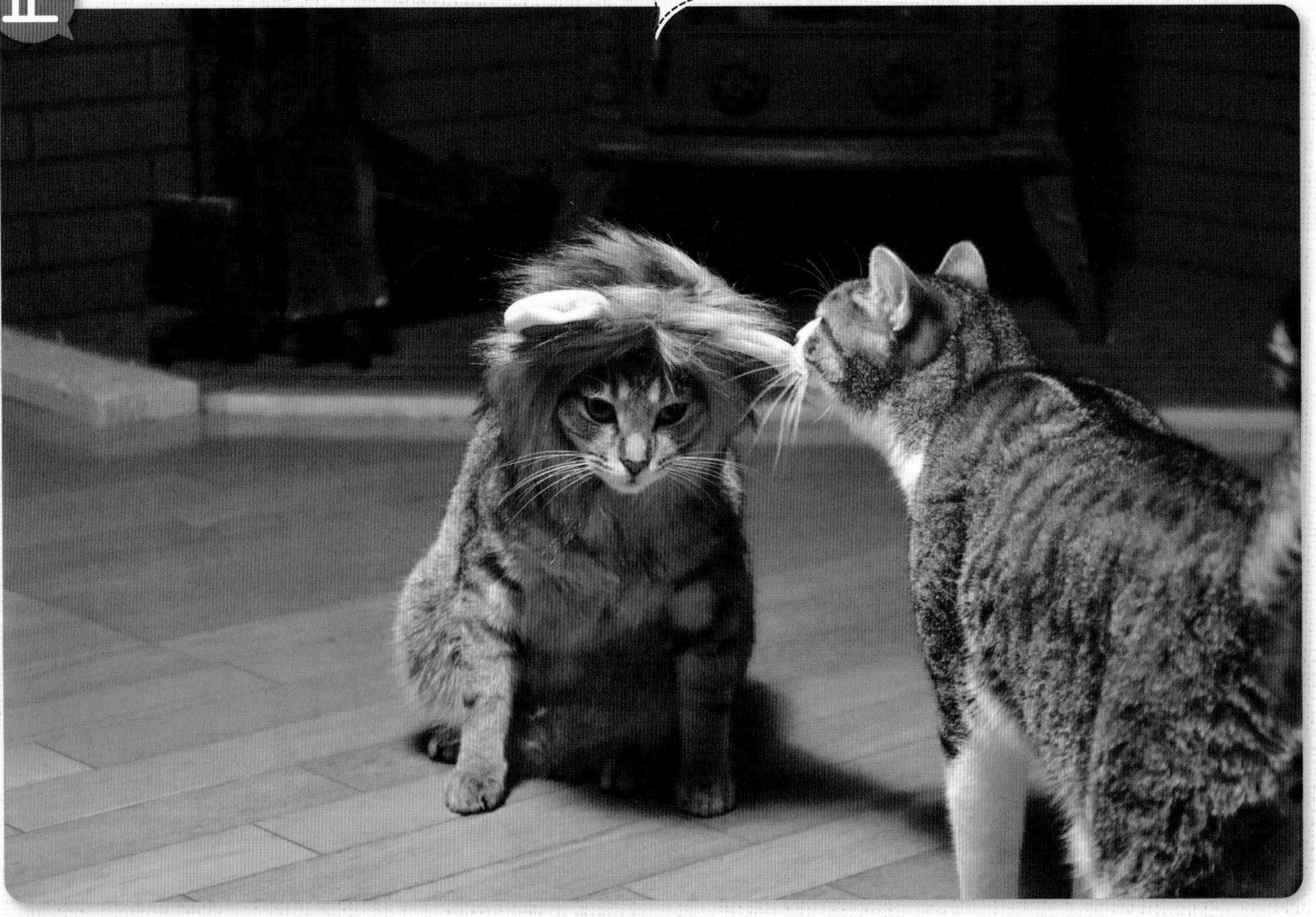

誤　まちがいは５つ。１分で探してにゃ。

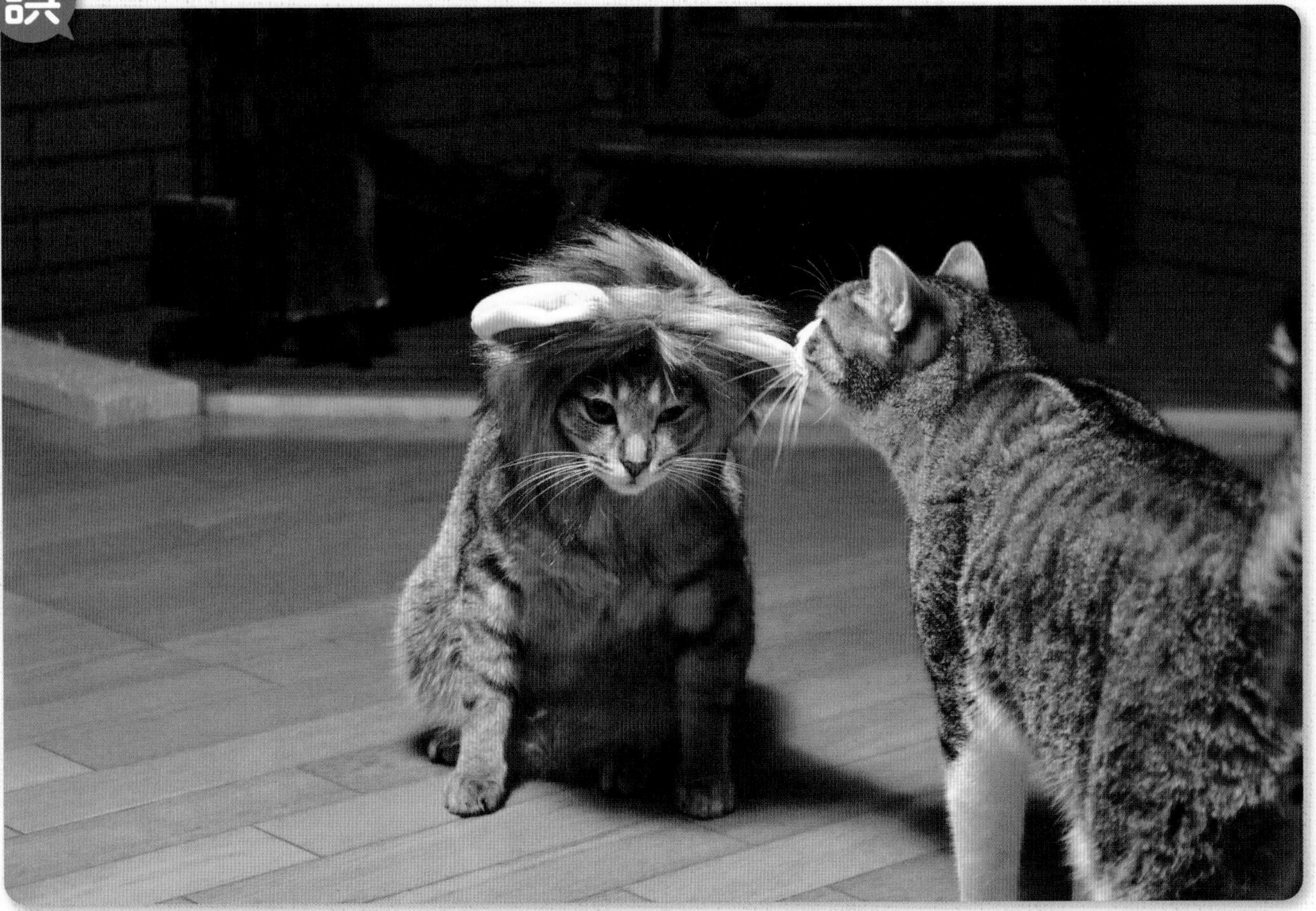

➡解答は68ページ

33 飾りつけねこ

早くしないと、
みんなきちゃう

1分で見つけた数	個
全部見つけるまでの時間	分　秒

正

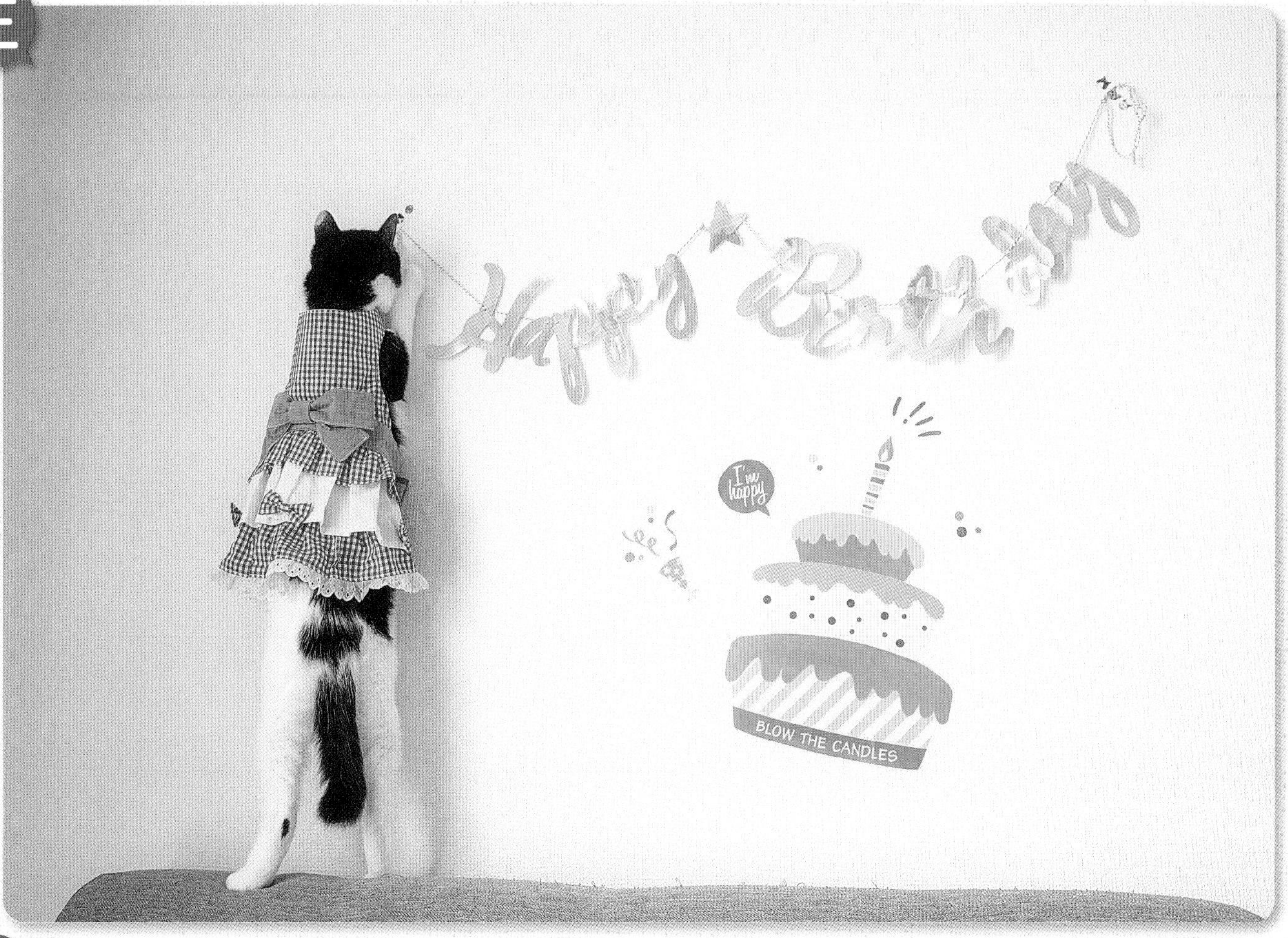

誤

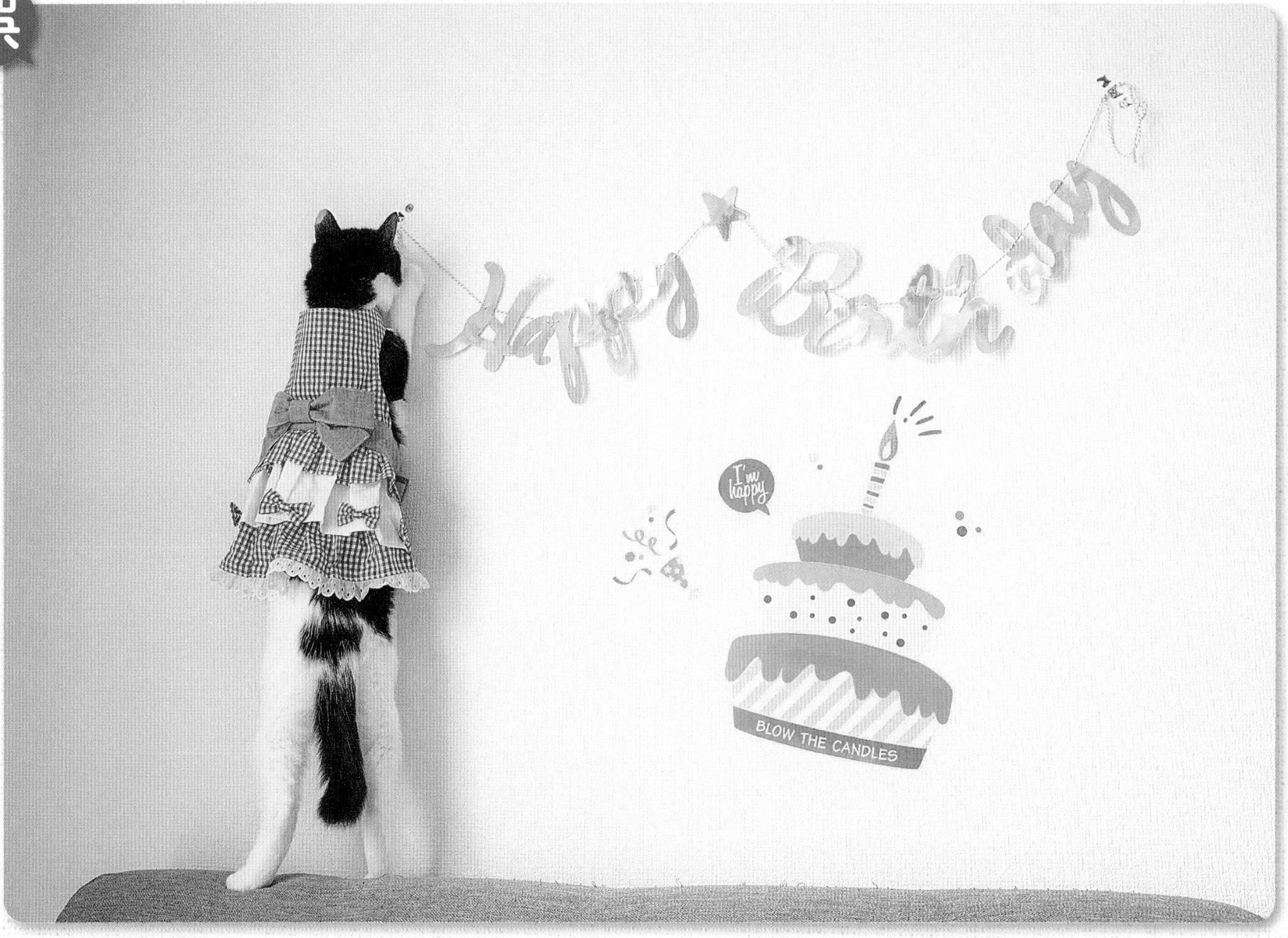

➡解答は68ページ

34 偉いねこ

世界史の教科書に私を載せるときは
この写真を使ってくれんかね

1分で見つけた数		個
全部見つけるまでの時間	分	秒

正

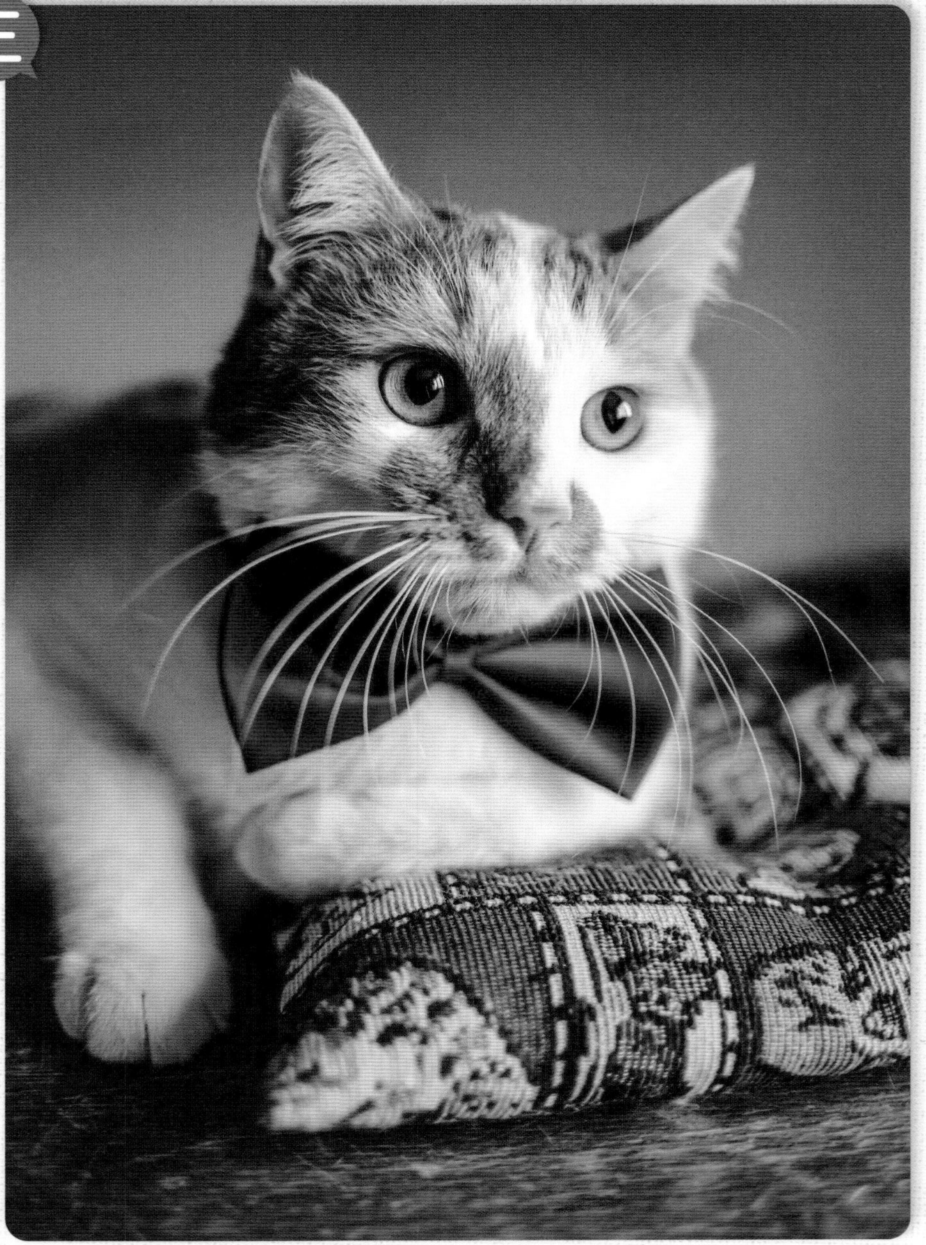

まちがいは5つ。1分で探してにゃ。

誤

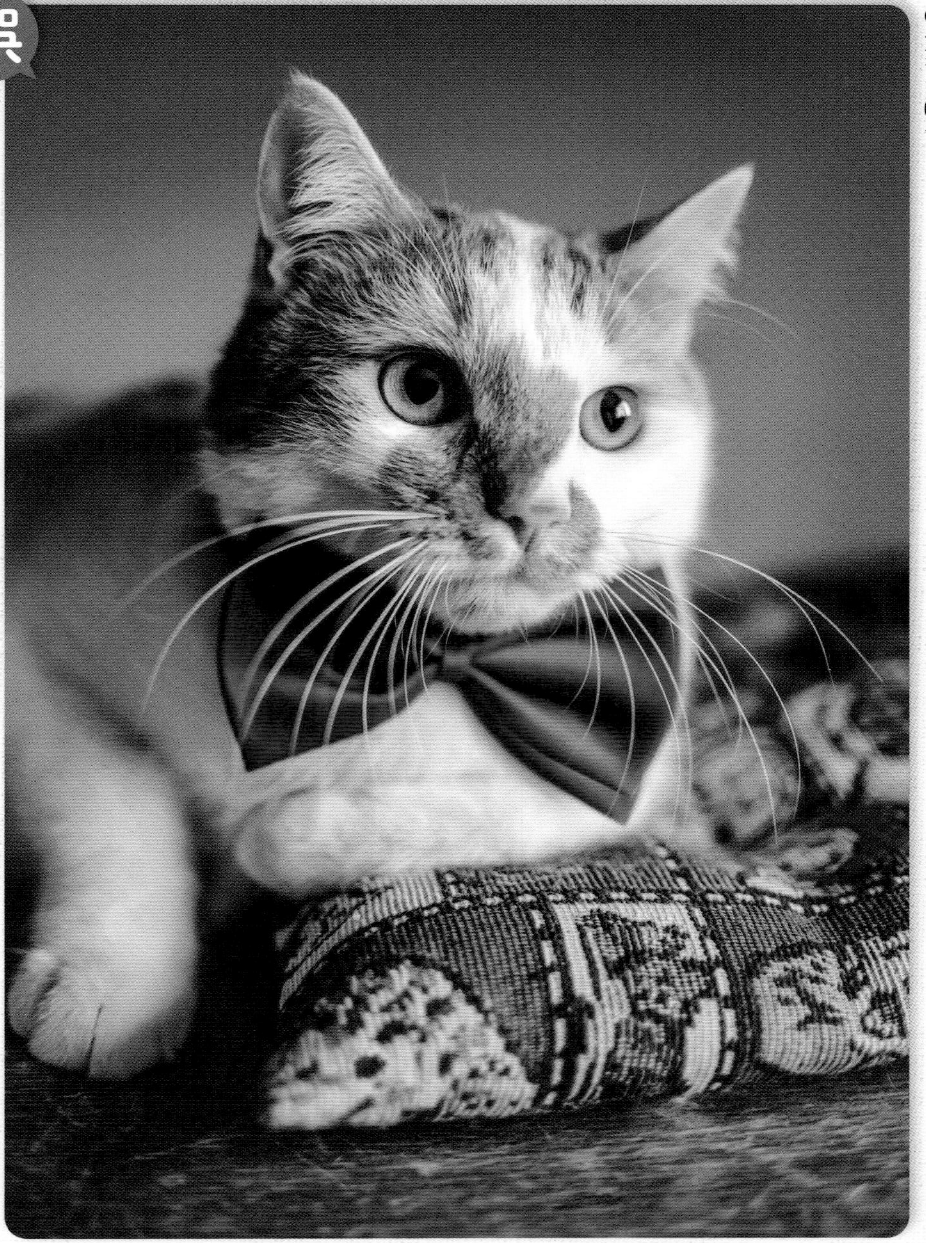

➡解答は68ページ

35 あとのまつりねこ

…………。
木が倒れるのが
悪いにゃ

1分で見つけた数	個
全部見つけるまでの時間	分　秒

正

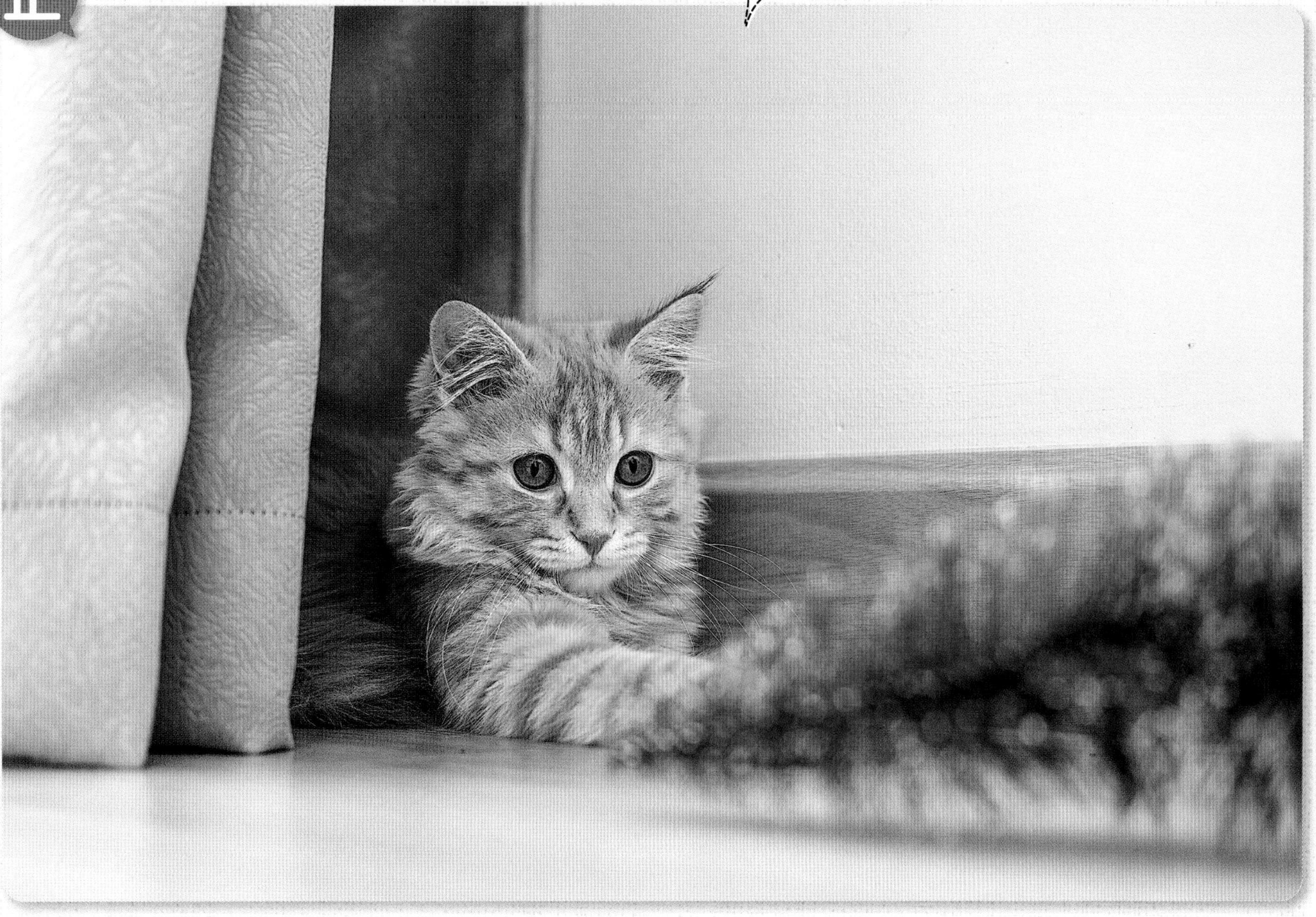

誤　まちがいは5つ。1分で探してにゃ。

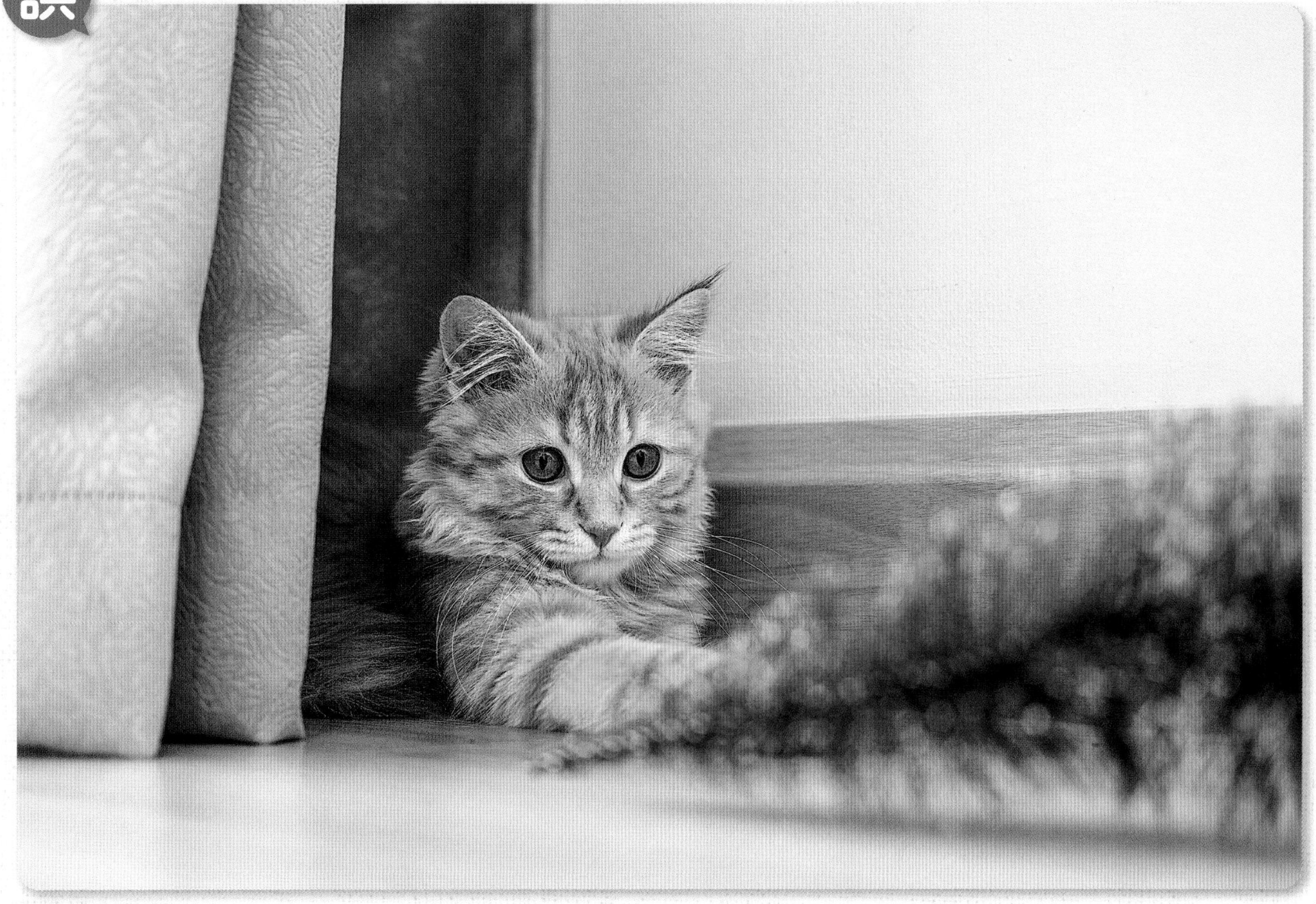

➡解答は68ページ

36 にゃんこ居酒屋

お代はここに
置いておく…
に…ゃ…zz

1分で見つけた数	個	
全部見つけるまでの時間	分	秒

正

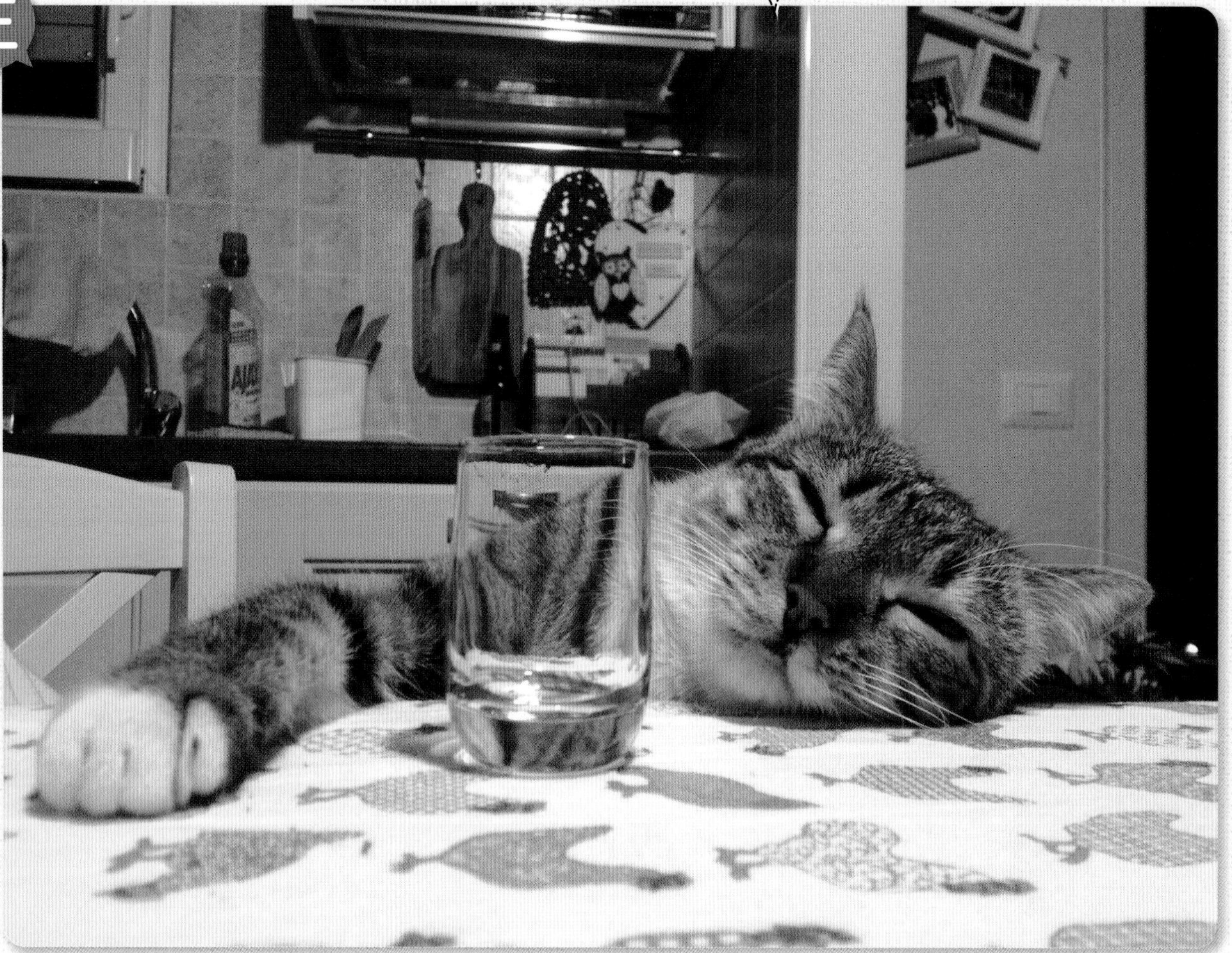

誤

まちがいは5つ。1分で探してにゃ。

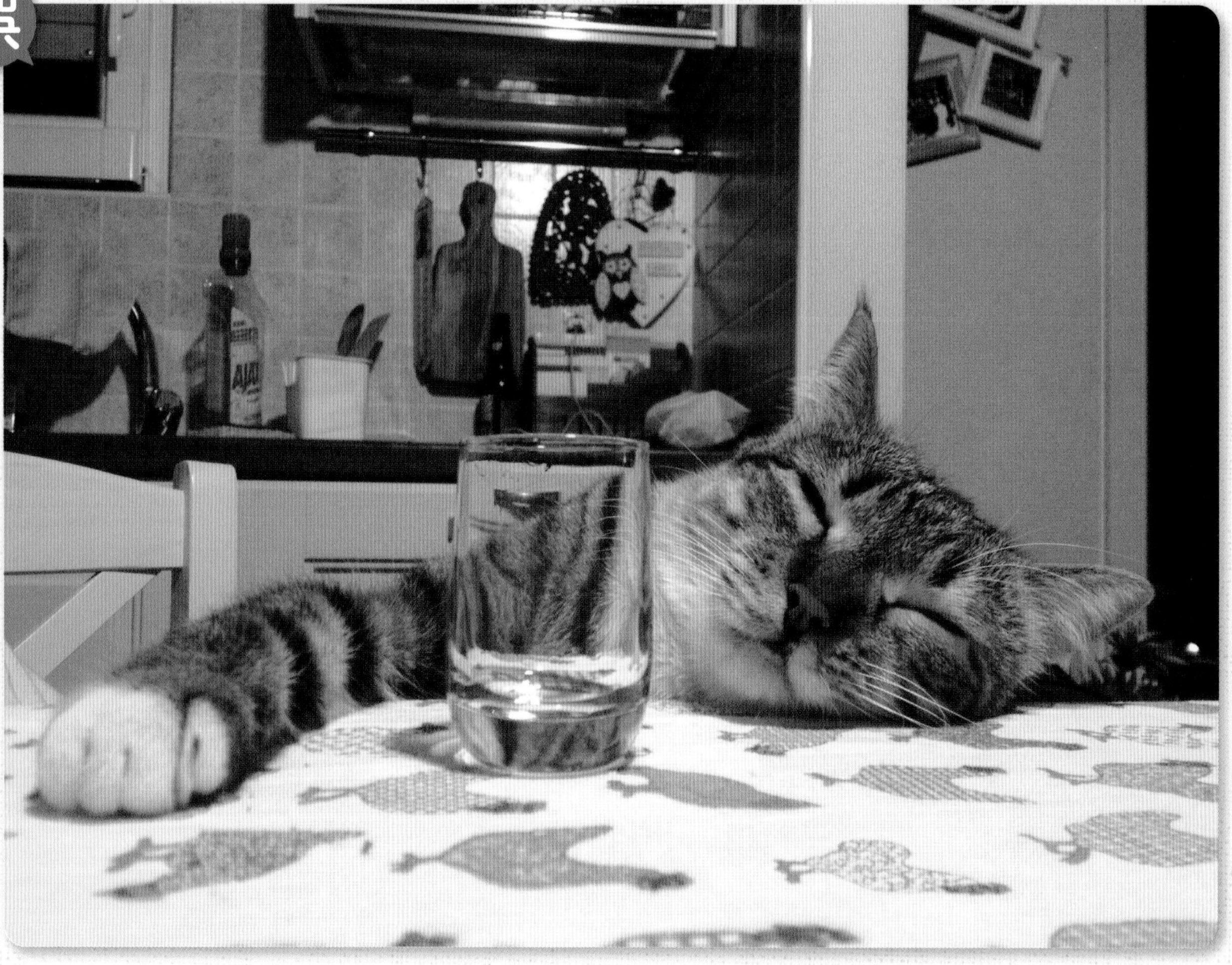

➡解答は68ページ

37 悲しみのねこ

お布団干してきたのに
雨降ってきた…

1分で見つけた数	個
全部見つけるまでの時間	分　秒

正

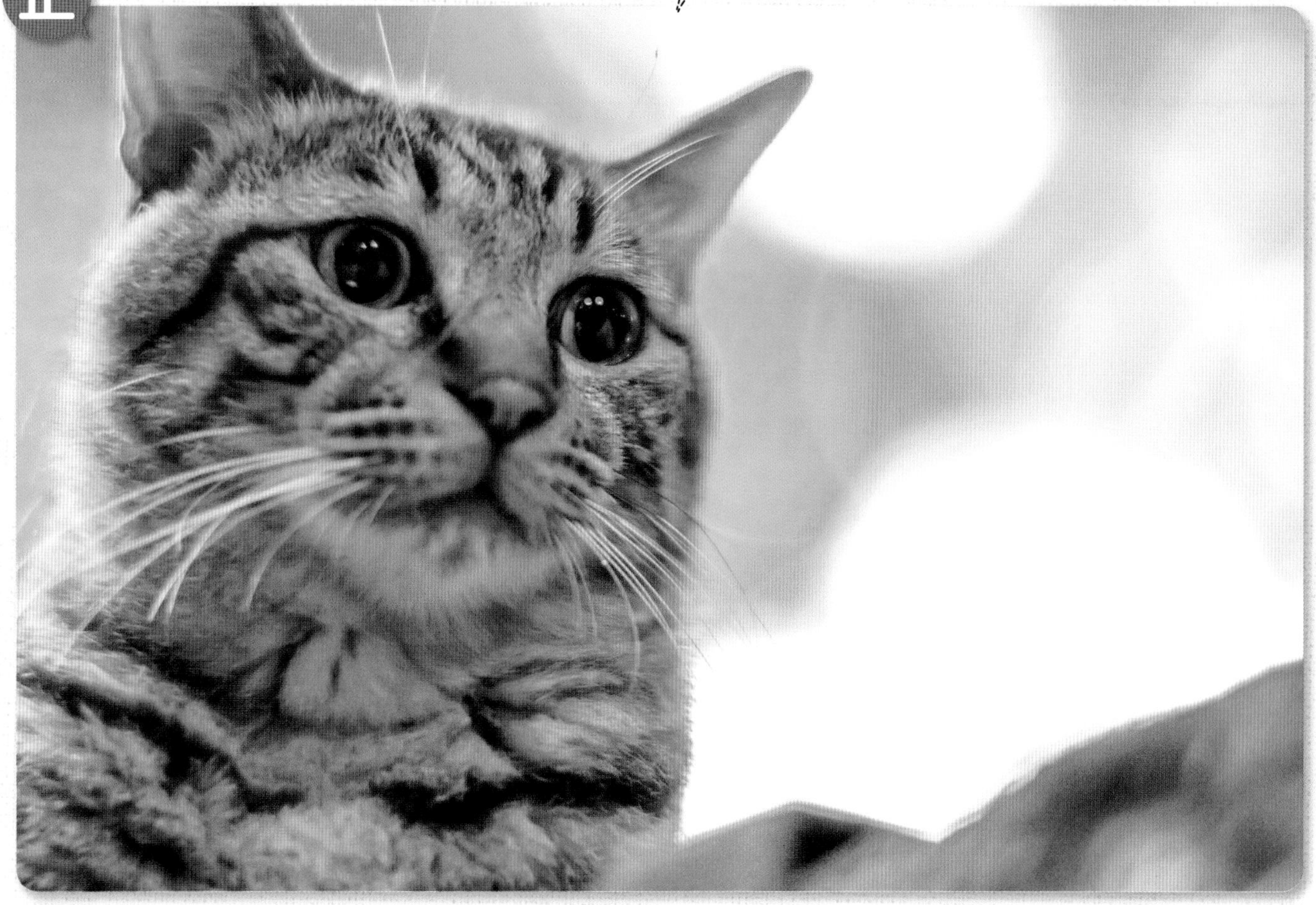

誤　まちがいは5つ。1分で探してにゃ。

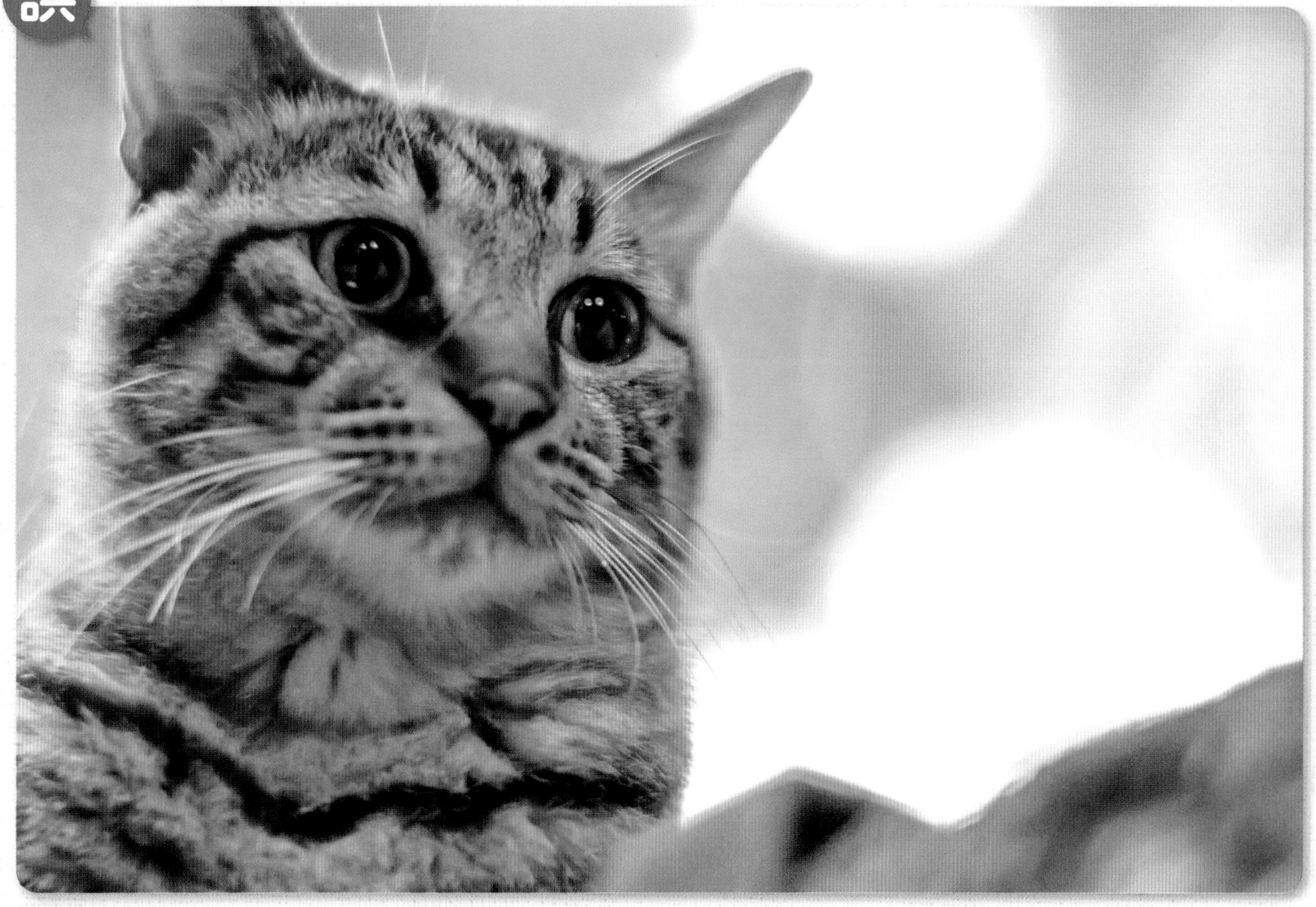

➡解答は68ページ

38 待ち遠しねこ

サンタさんまだかにゃ！
プレゼントまだかにゃ!!

1分で見つけた数	個
全部見つけるまでの時間	分　秒

正

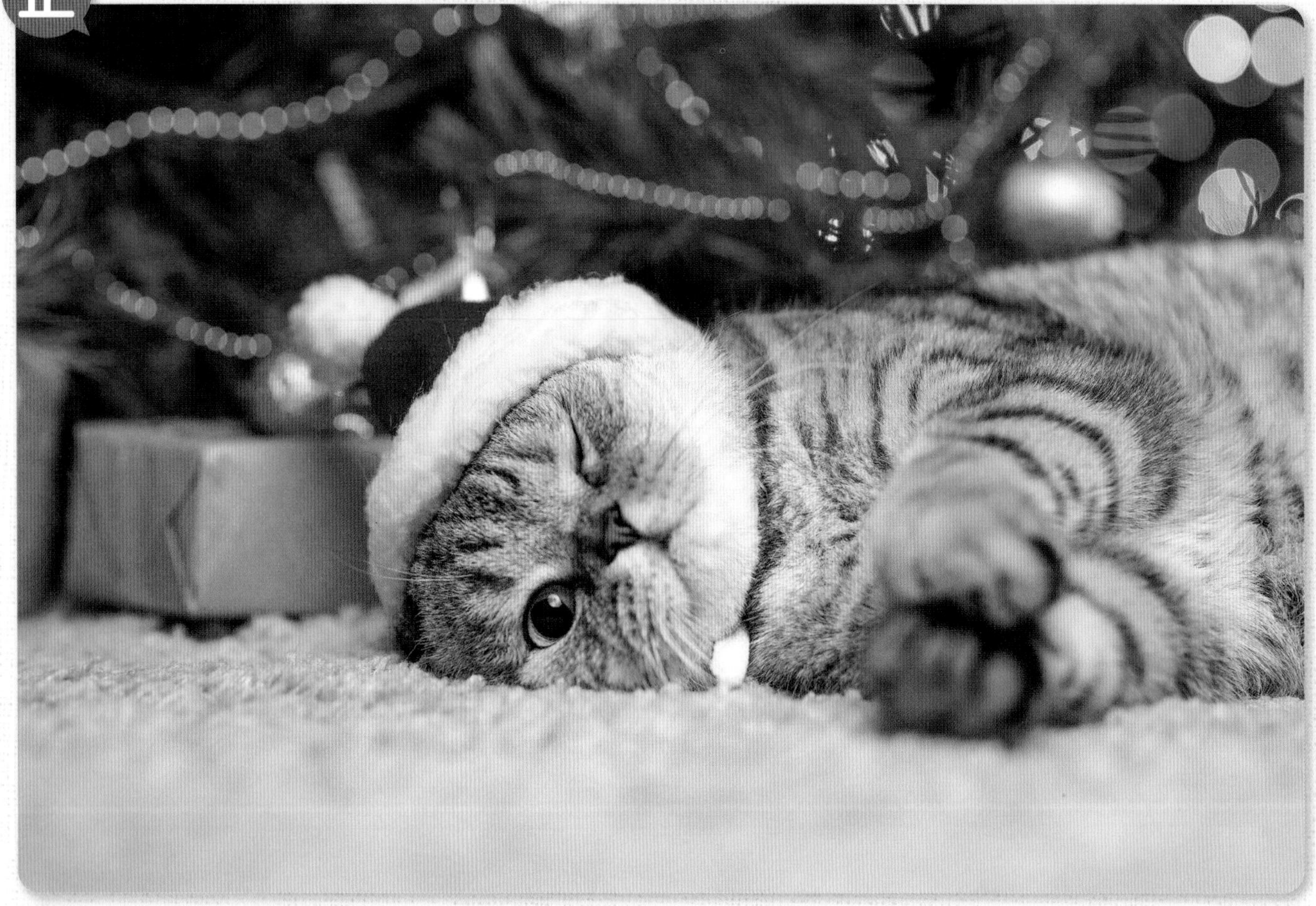

誤

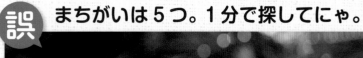

まちがいは５つ。１分で探してにゃ。

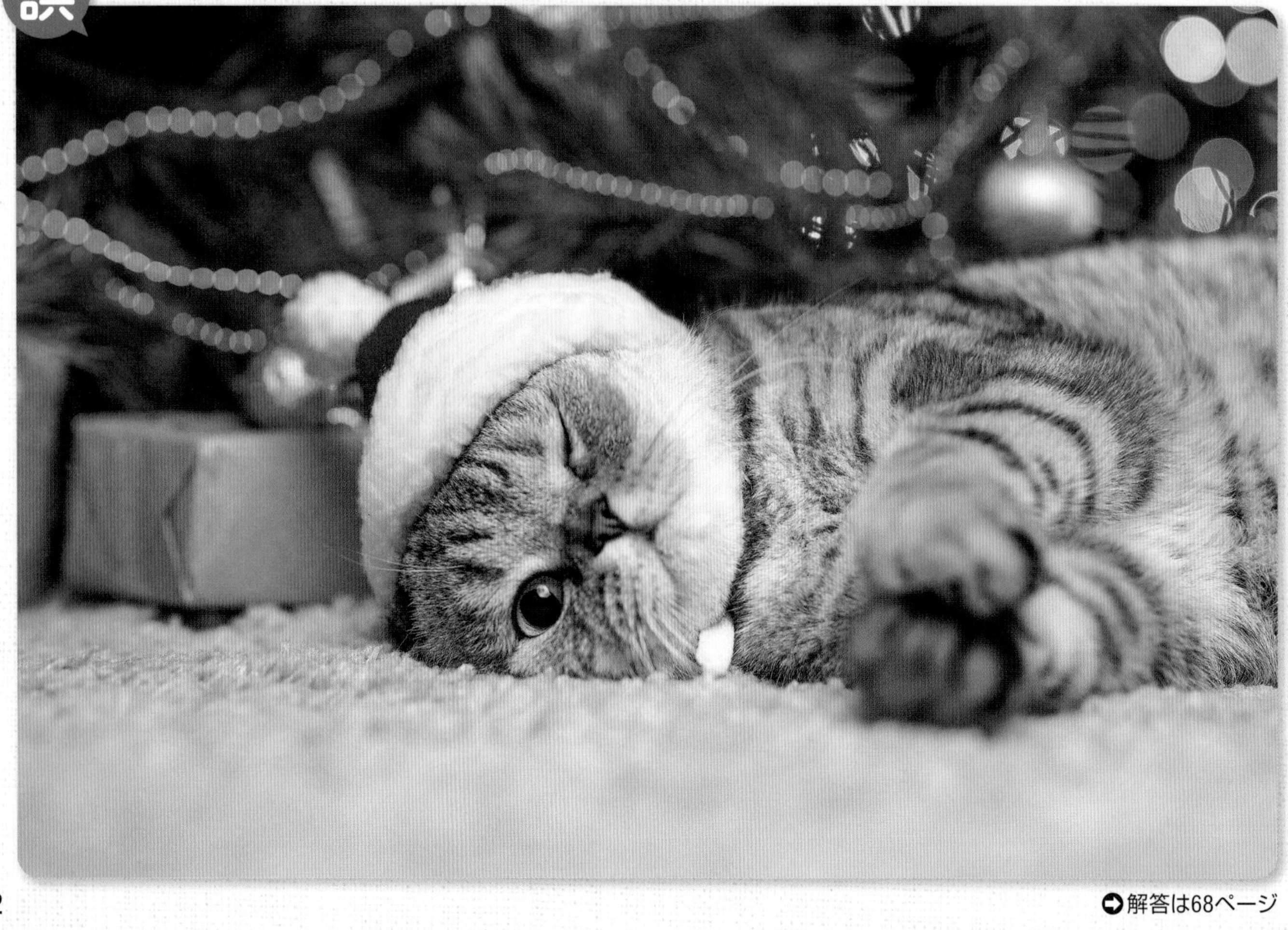

➡解答は68ページ

39 真相に迫るねこ

ほぅ、あなたが
この家のコタツを
決める番人ですか

1分で見つけた数	個
全部見つけるまでの時間	分　秒

正

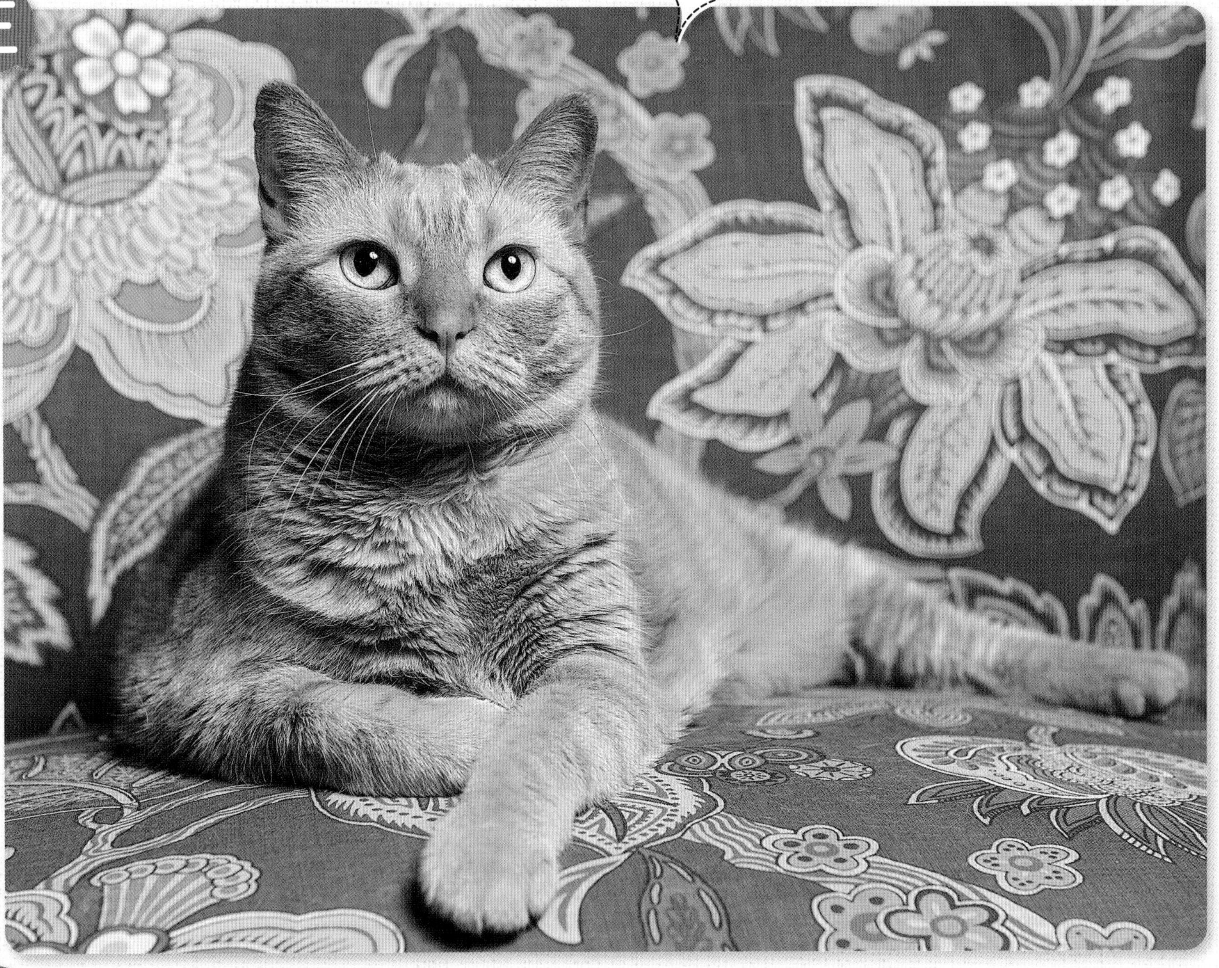

誤

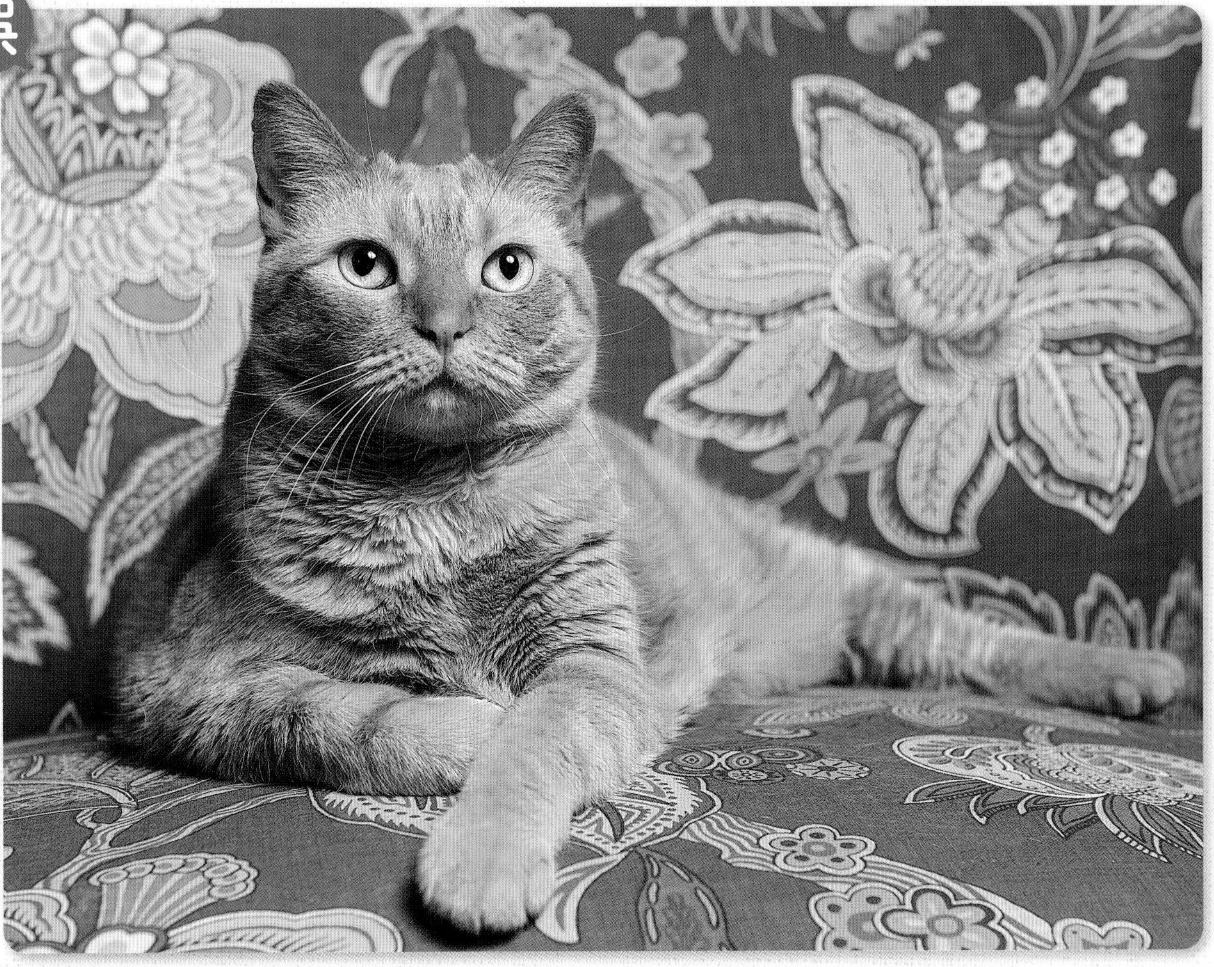

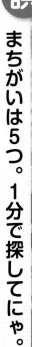

まちがいは5つ。1分で探してにゃ。

➡解答は68ページ

40 これじゃにゃい

（青の首輪がいいって
いったじゃん）

1分で見つけた数	個
全部見つけるまでの時間	分　秒

正

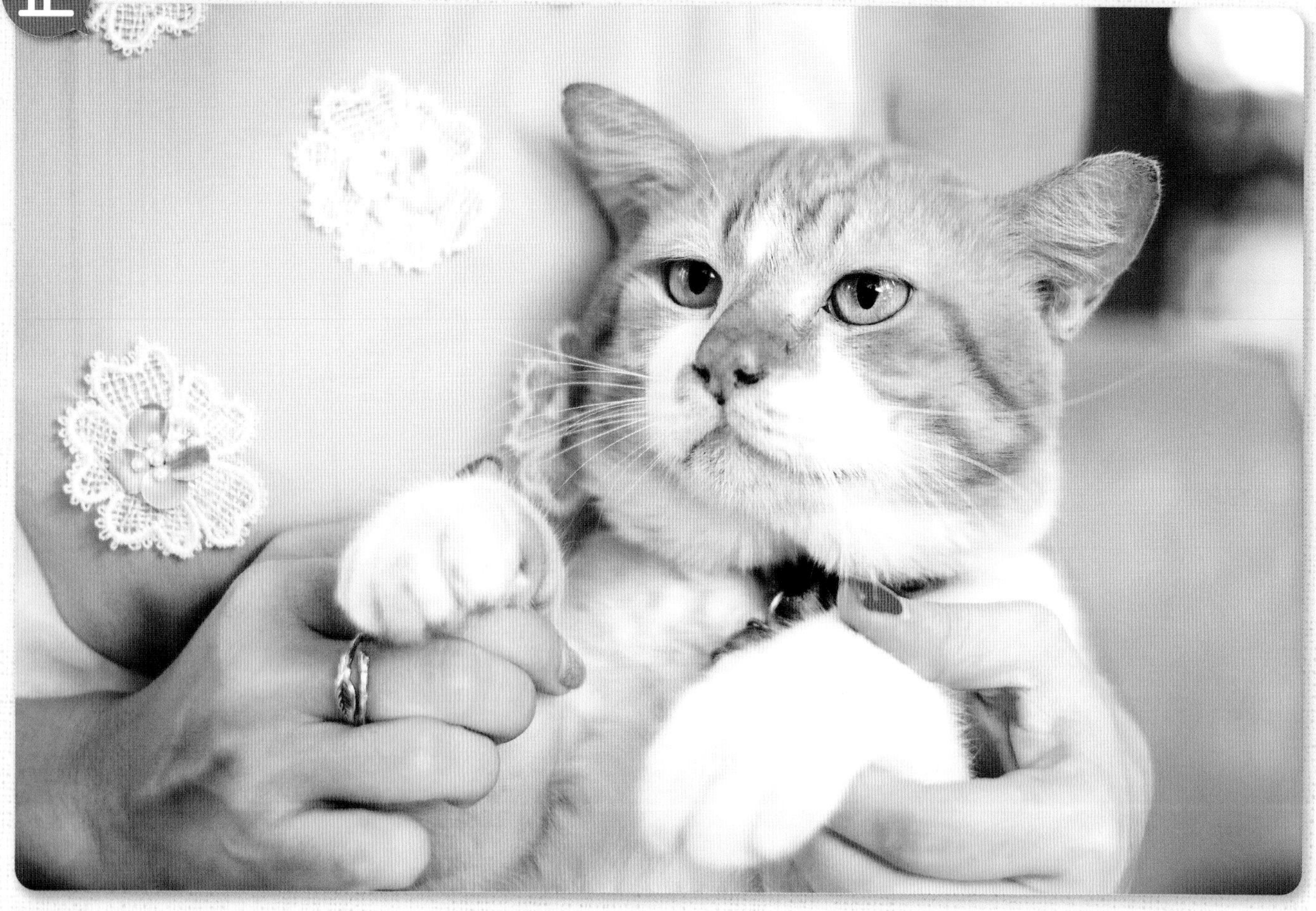

誤　まちがいは5つ。1分で探してにゃ。

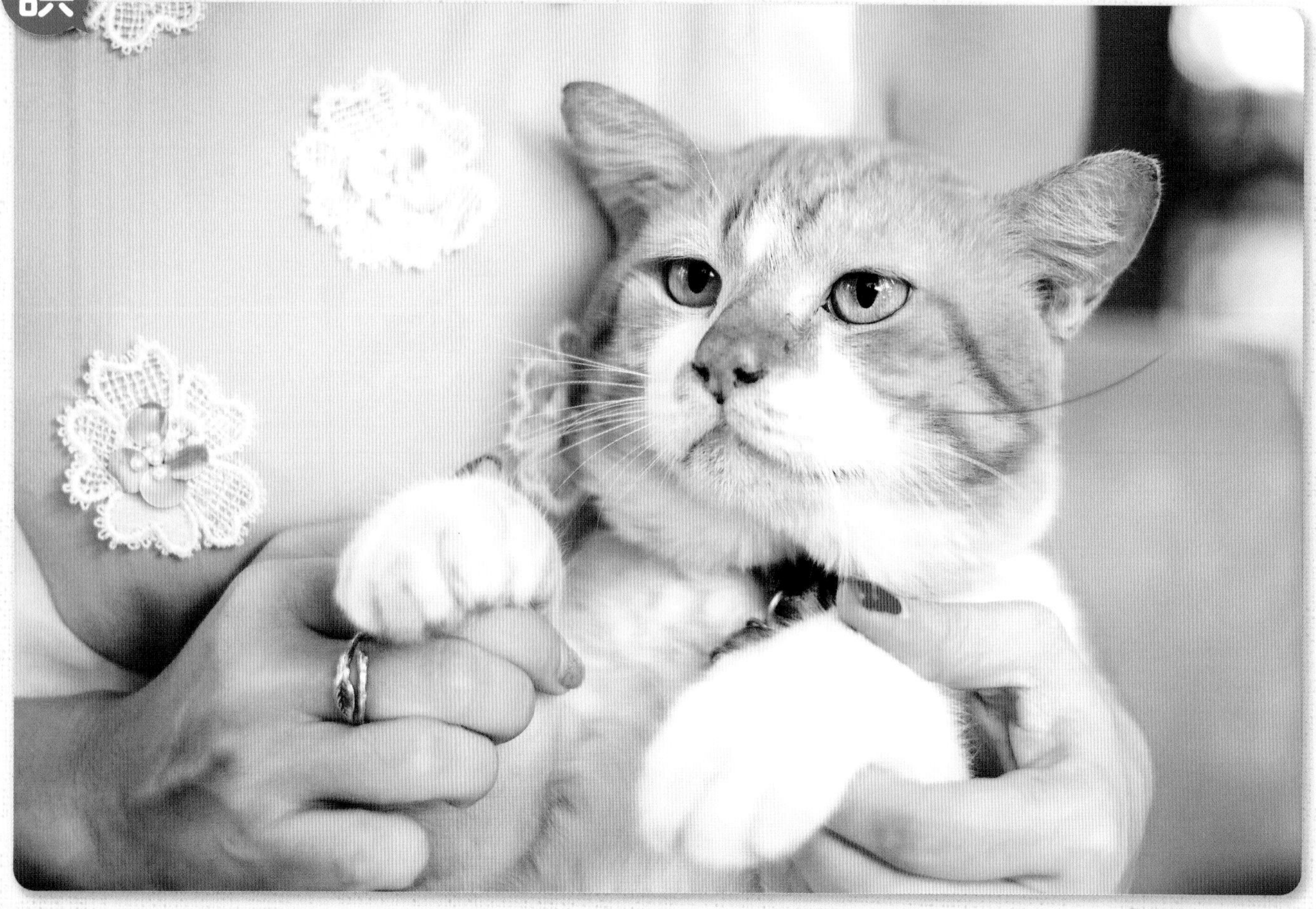

➡解答は69ページ

41 待ってたねこ

おーい！
こっちこっち！
席あったよー

1分で見つけた数	個
全部見つけるまでの時間	分　秒

正

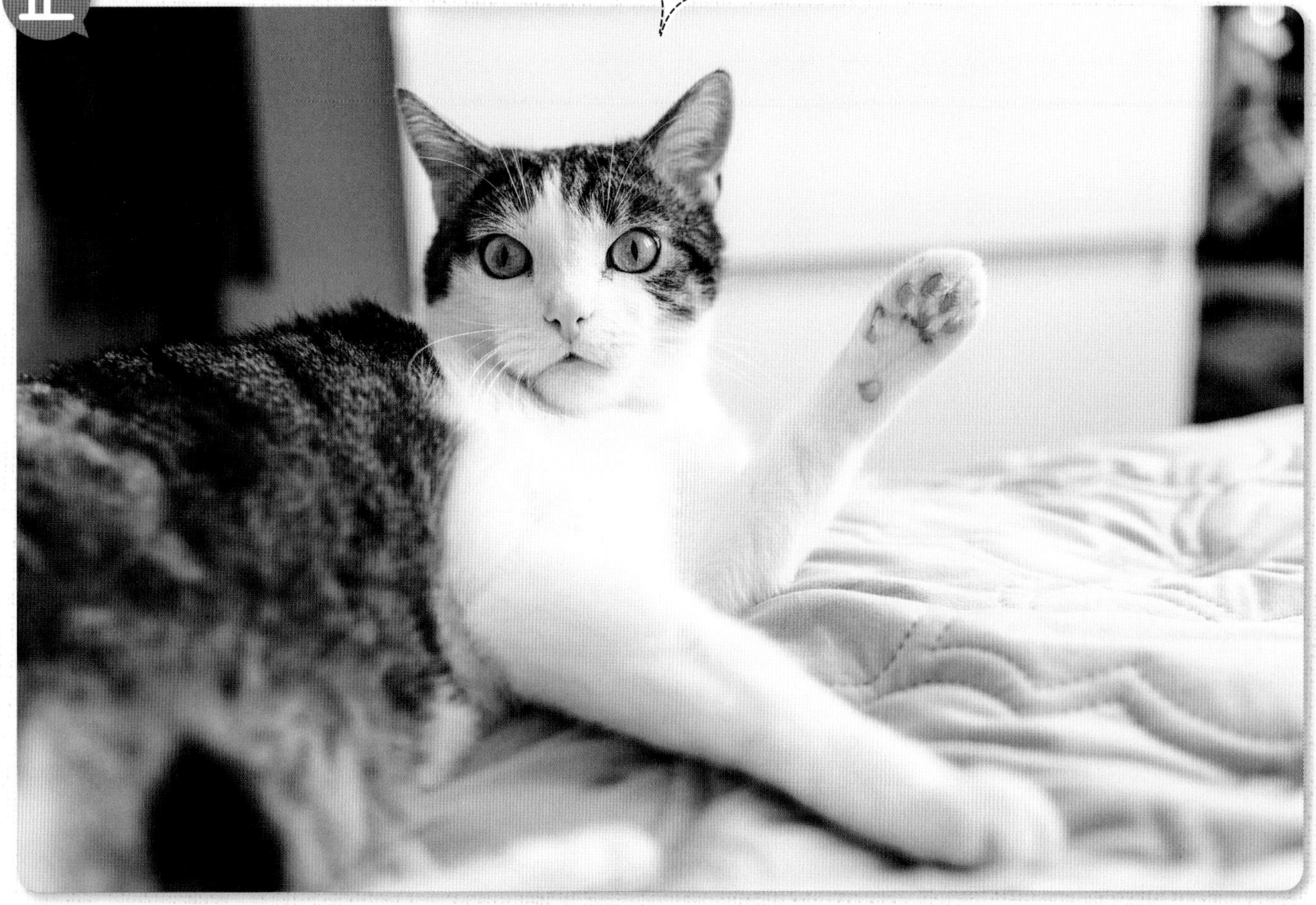

誤　まちがいは５つ。１分で探してにゃ。

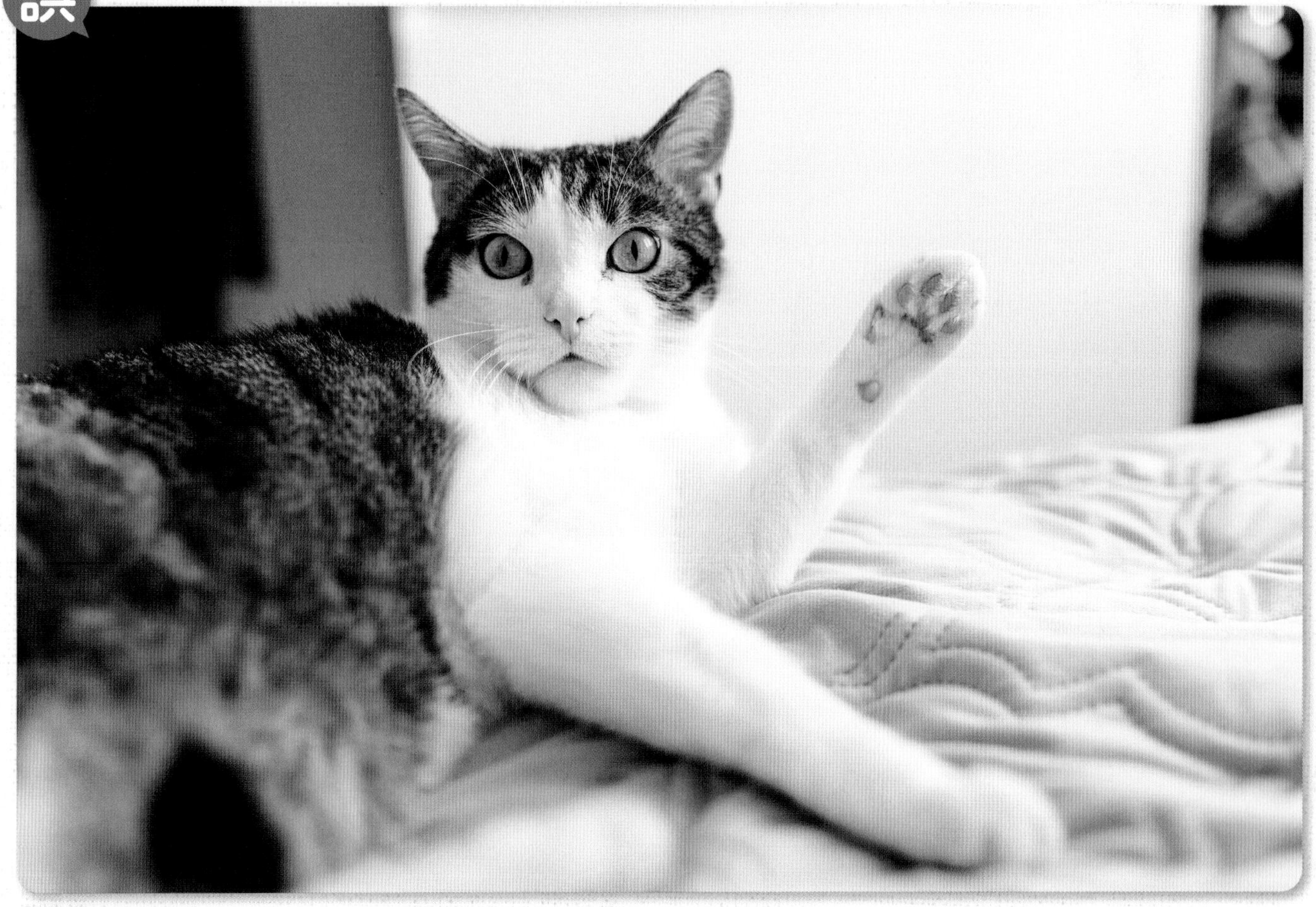

➡解答は69ページ

42 ピアノの先生ねこ

ドの位置はここ！

1分で見つけた数	個
全部見つけるまでの時間	分　秒

正

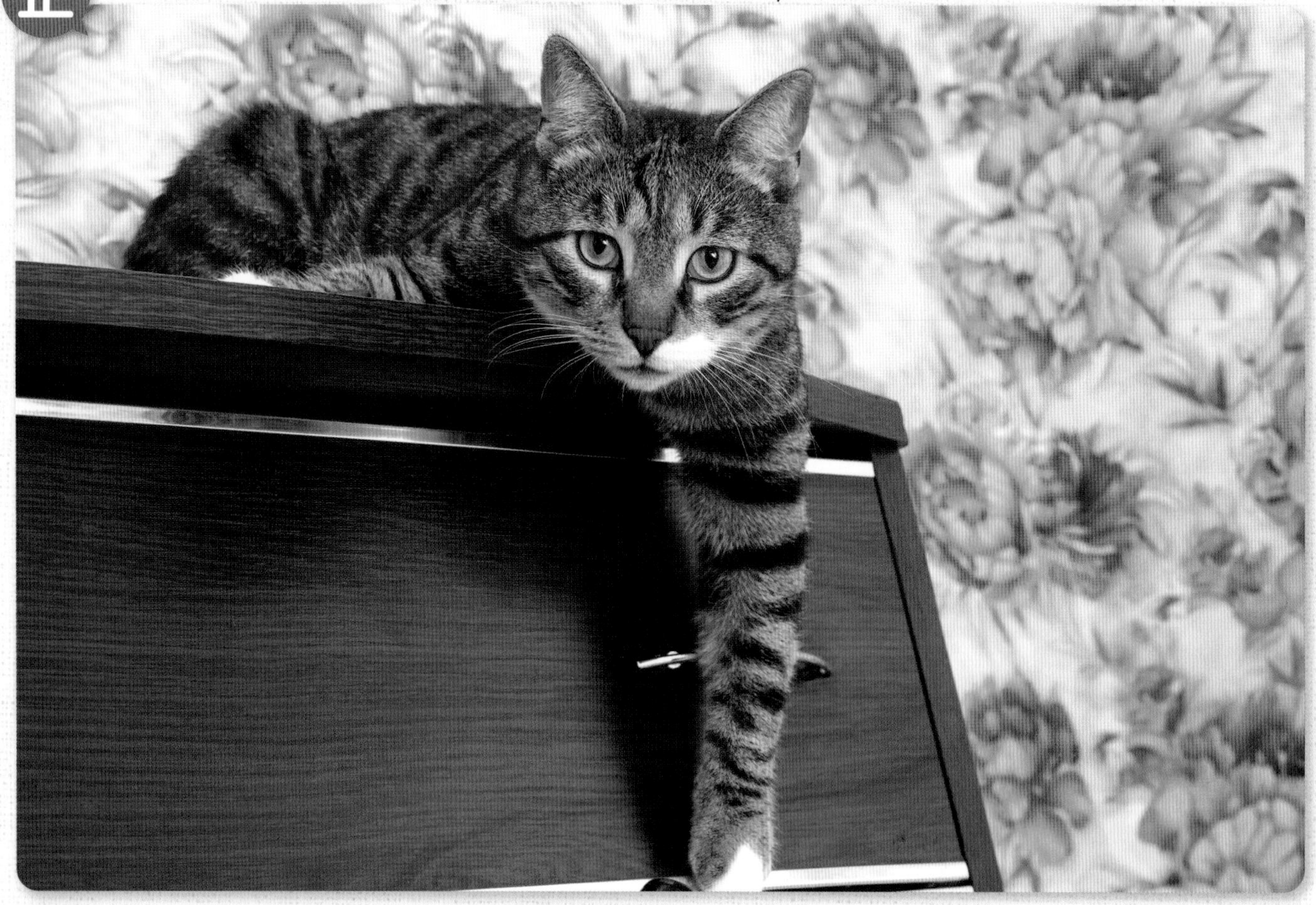

誤

まちがいは５つ。１分で探してにゃ。

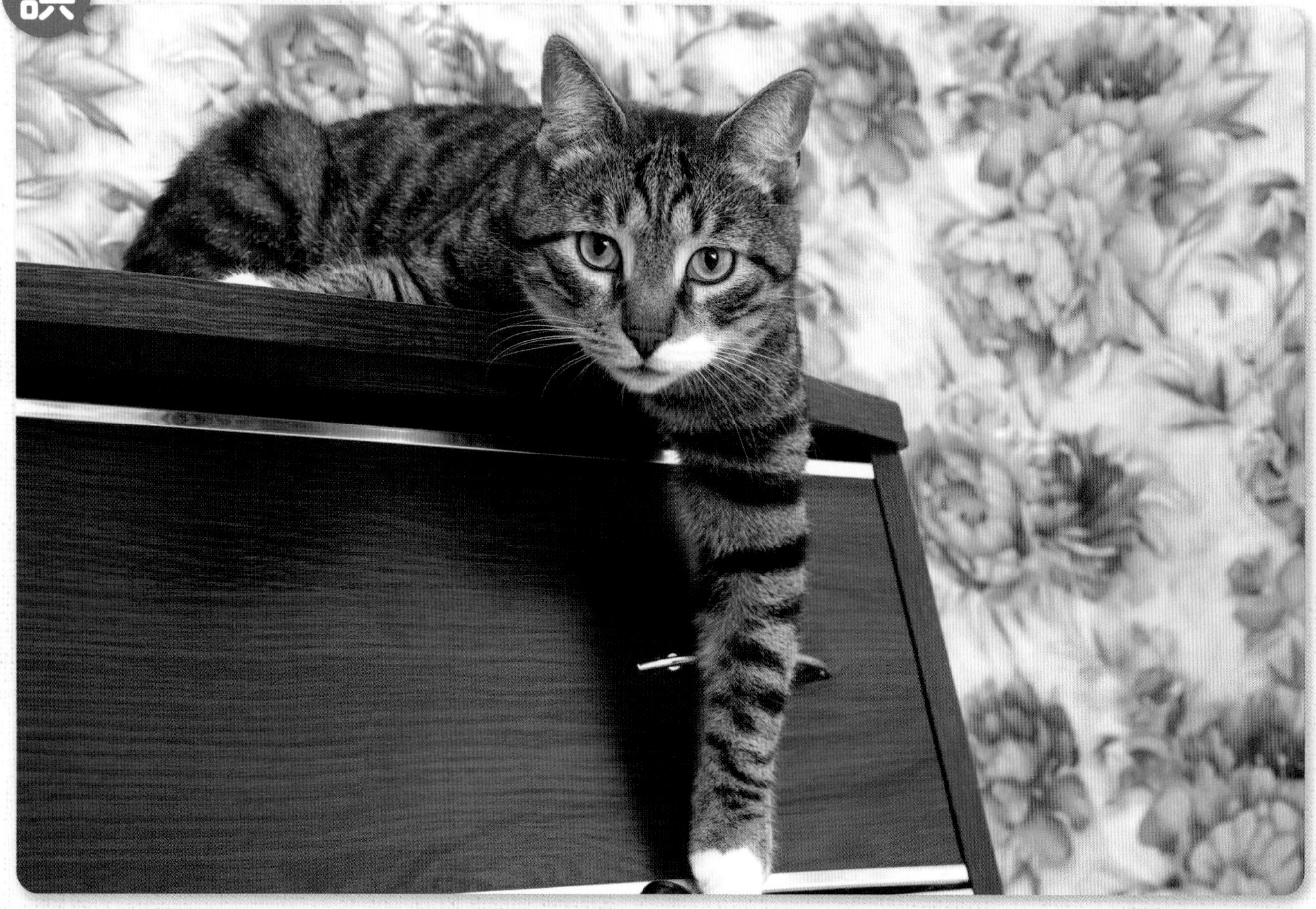

➔解答は69ページ

43 カエルねこ

1分で見つけた数	個
全部見つけるまでの時間	分　秒

ケロケロにゃ

正

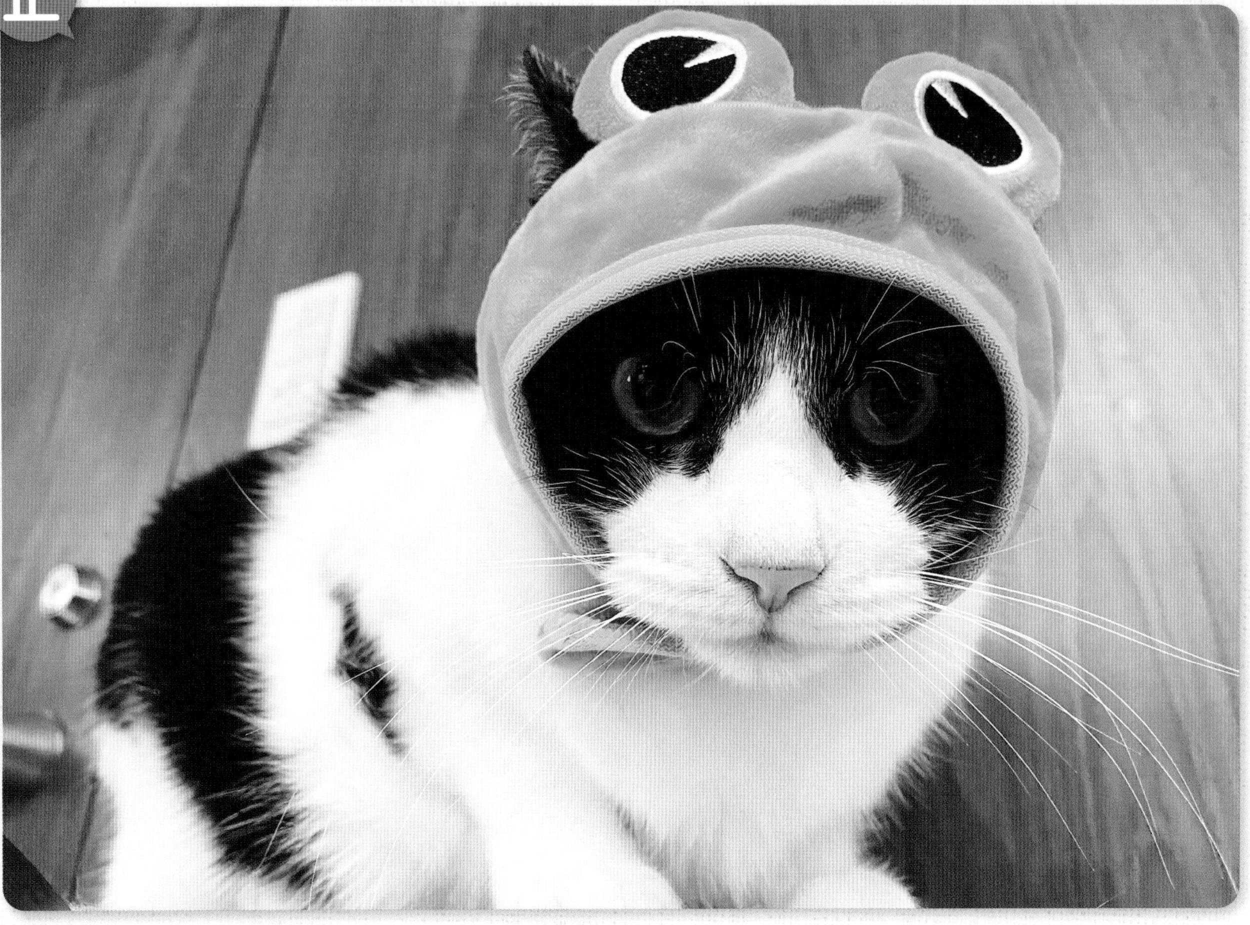

誤　まちがいは5つ。1分で探してにゃ。

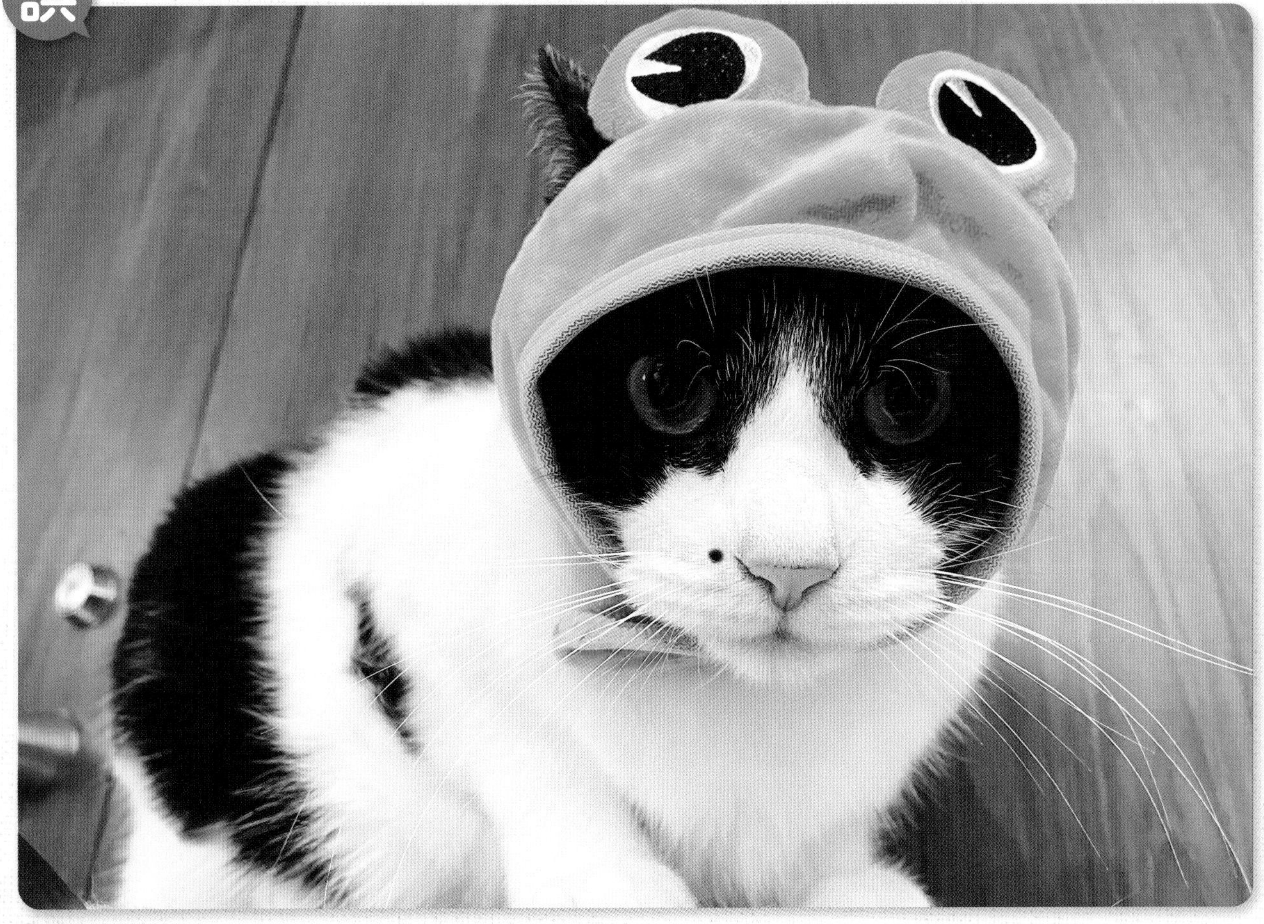

➡解答は69ページ

44 クイズ番組視聴ねこ

…？
わからん

1分で見つけた数	個	
全部見つけるまでの時間	分	秒

正

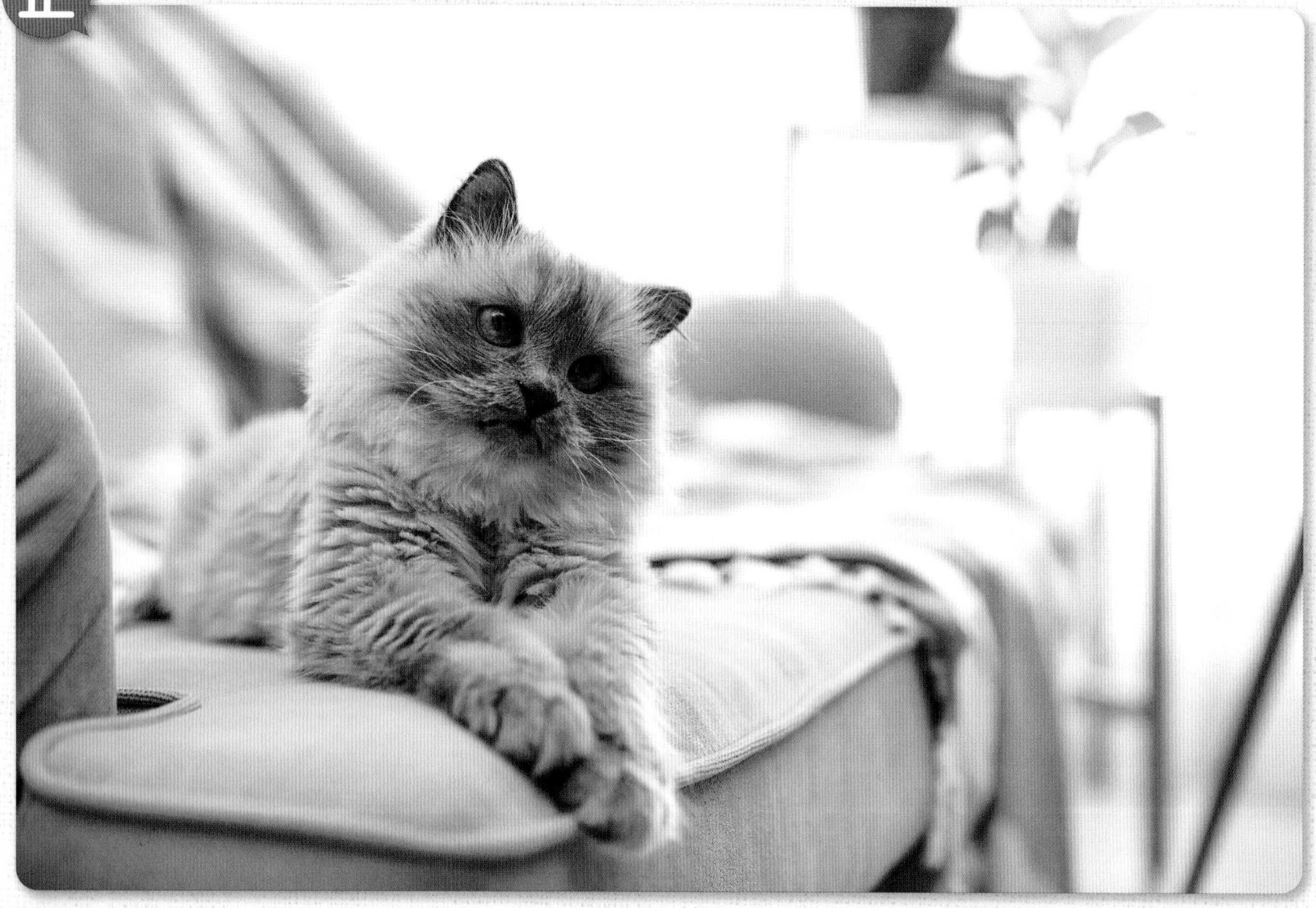

誤

まちがいは５つ。１分で探してにゃ。

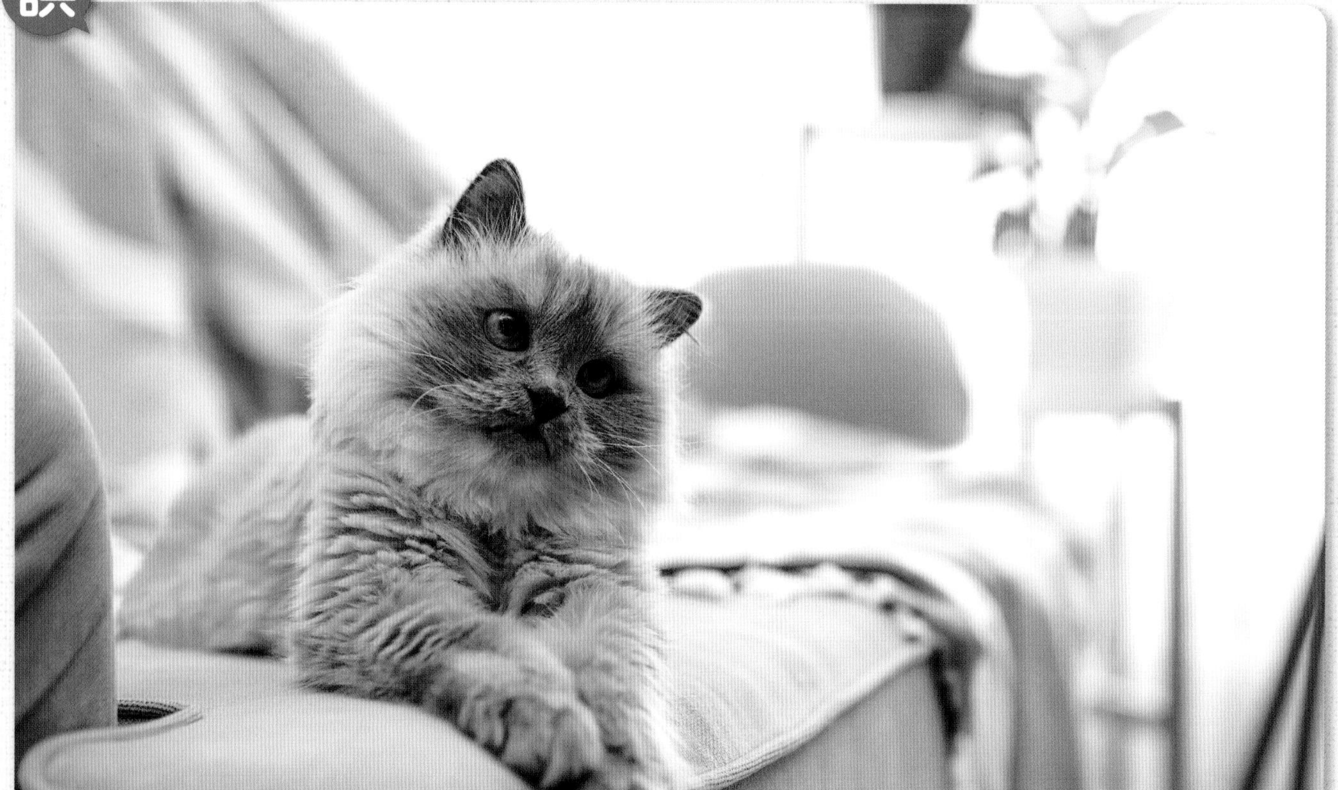

解答は69ページ

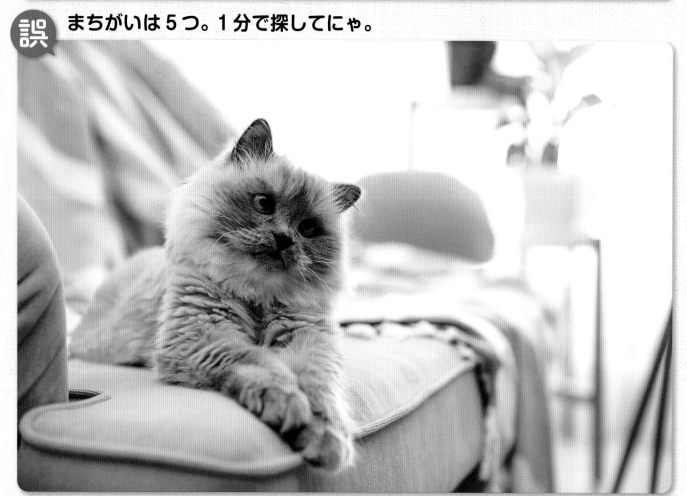

45 だるまさんが転んだねこ

みんなさ、
進む方向反対じゃない？

1分で見つけた数	個
全部見つけるまでの時間	分　秒

正

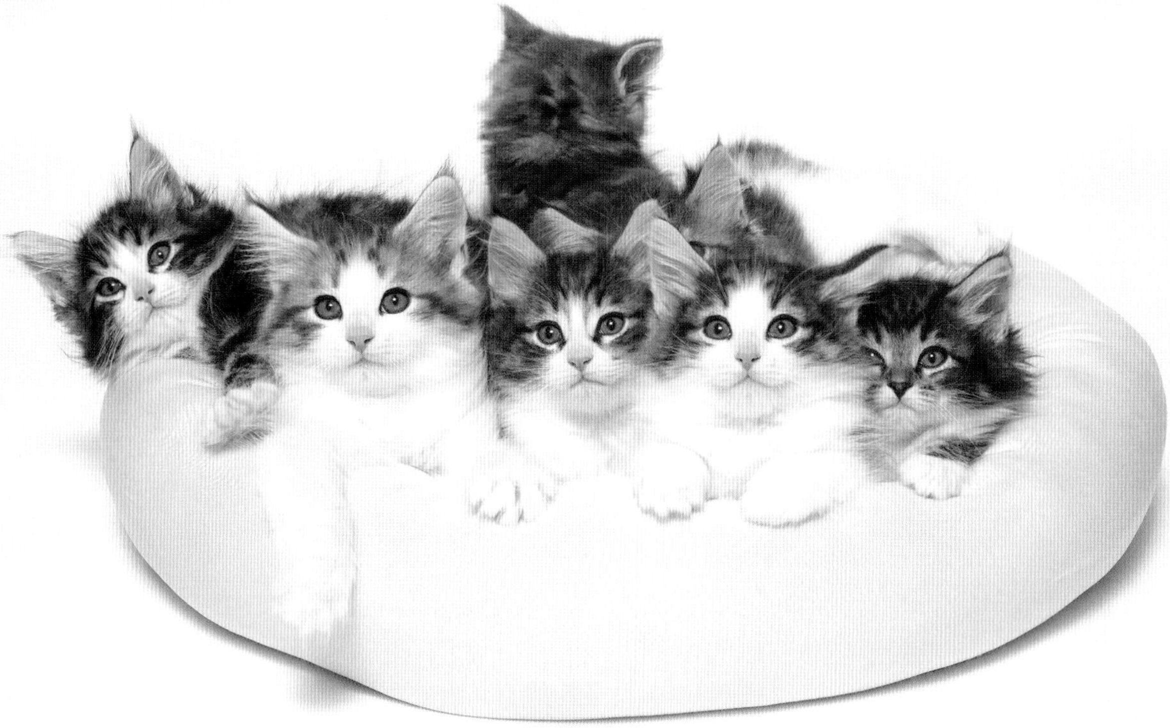

誤

まちがいは５つ。１分で探してにゃ。

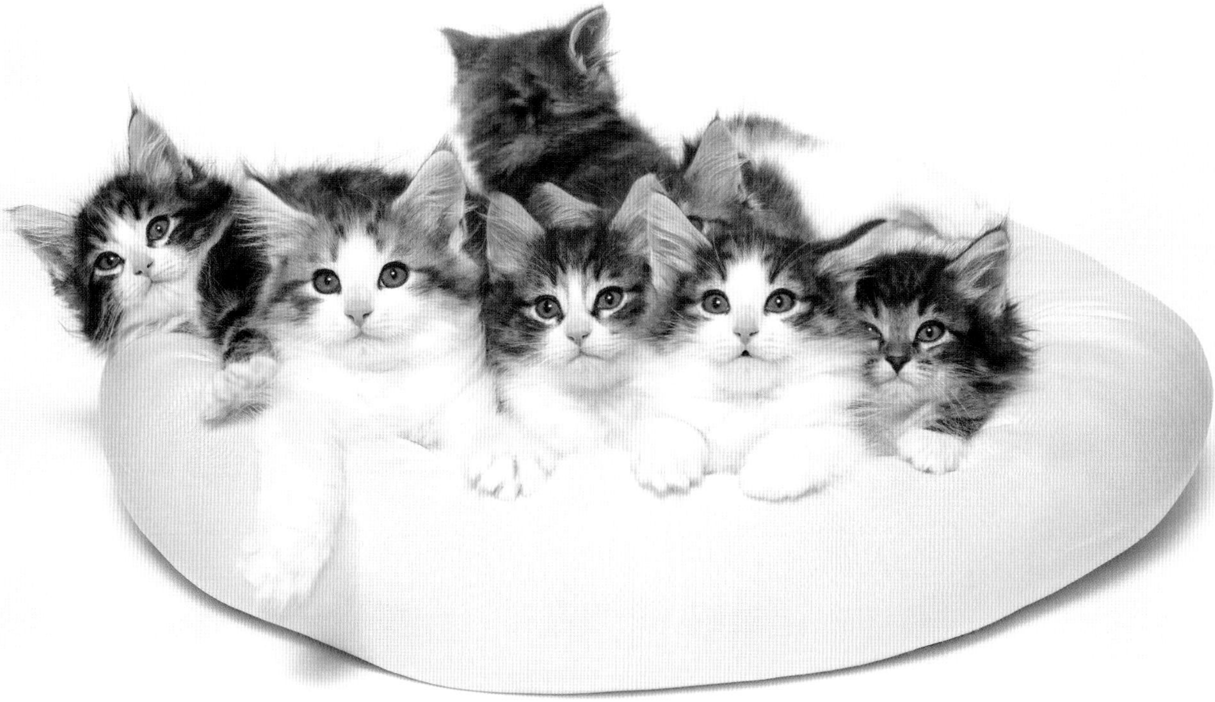

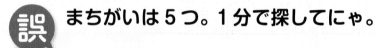

➡解答は69ページ

46 ツチノコねこ

顔の
マネにも挑戦にゃ

1分で見つけた数	個
全部見つけるまでの時間	分　秒

正

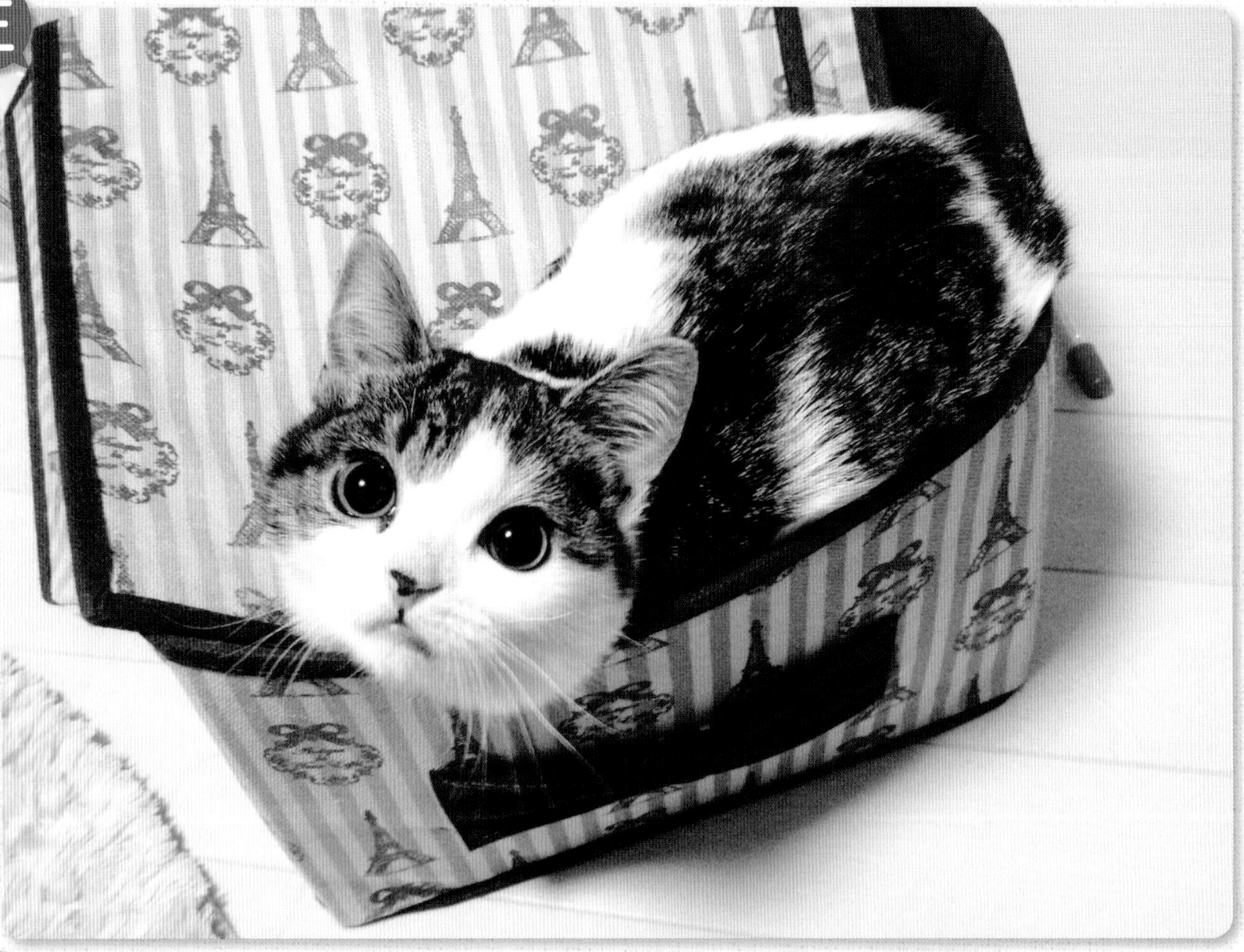

誤

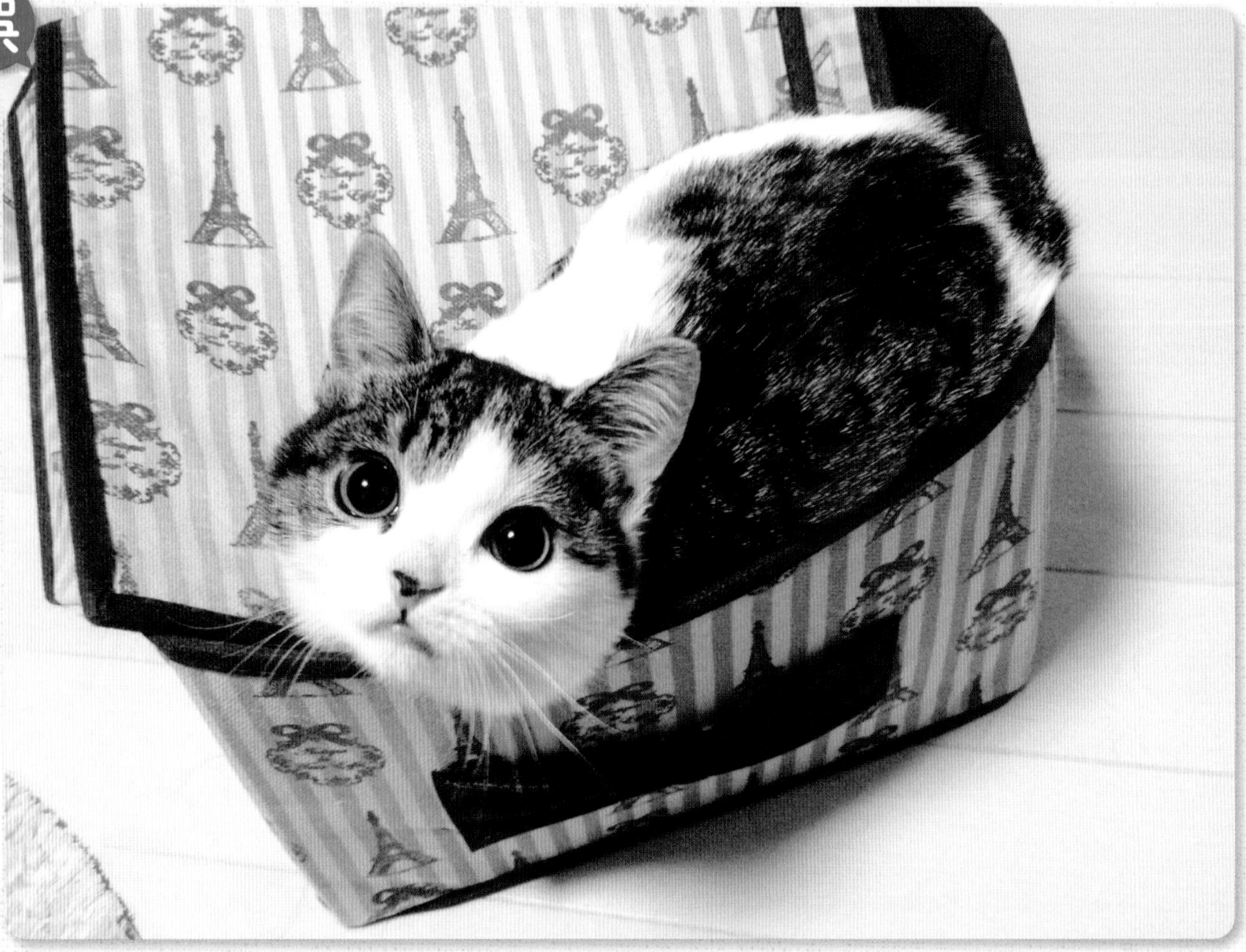

まちがいは5つ。1分で探してにゃ。

➡解答は69ページ

47 ビリビリねこ

足しびれたかも

1分で見つけた数		個
全部見つけるまでの時間	分	秒

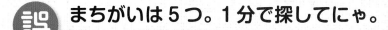

正

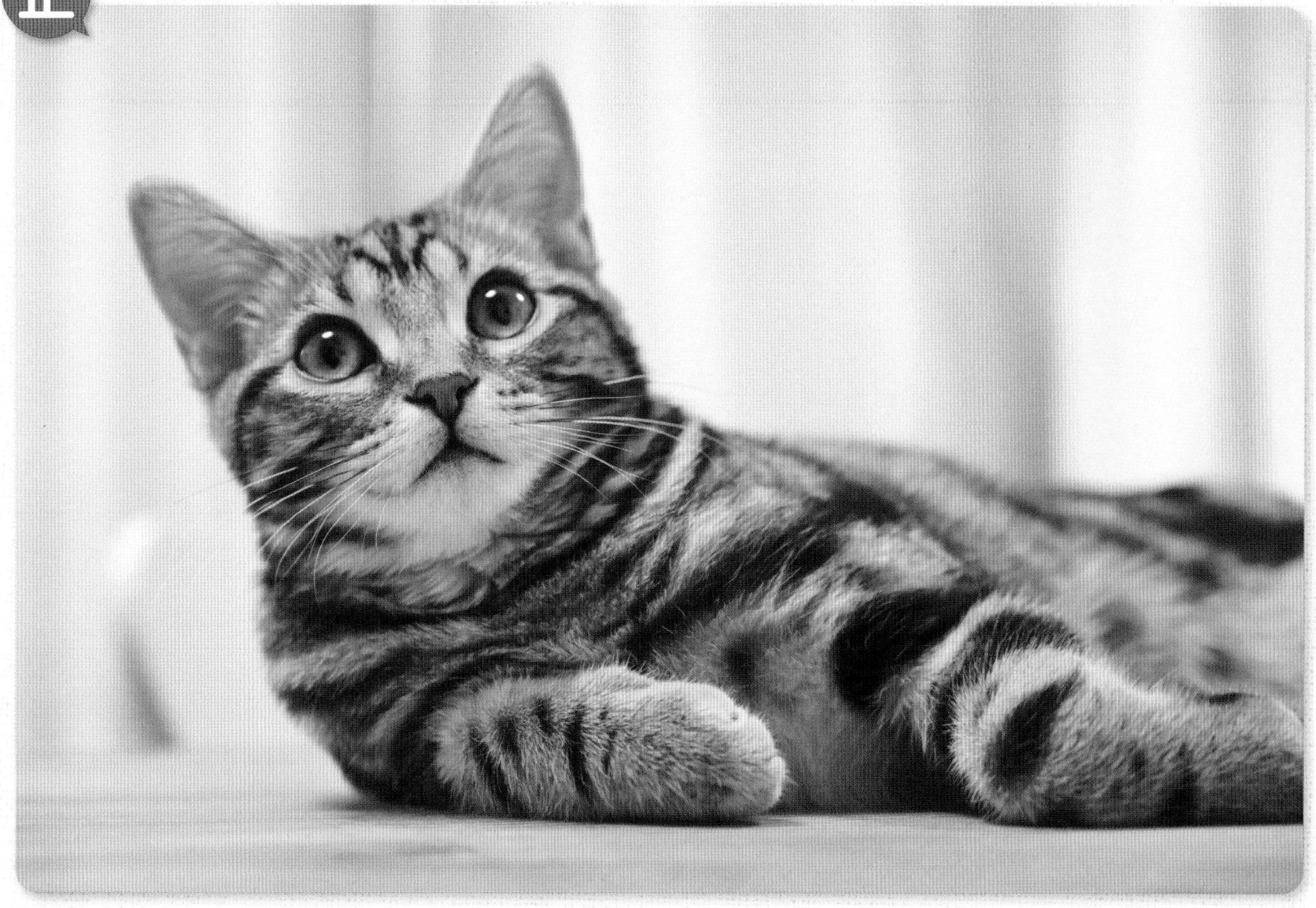

誤 まちがいは5つ。1分で探してにゃ。

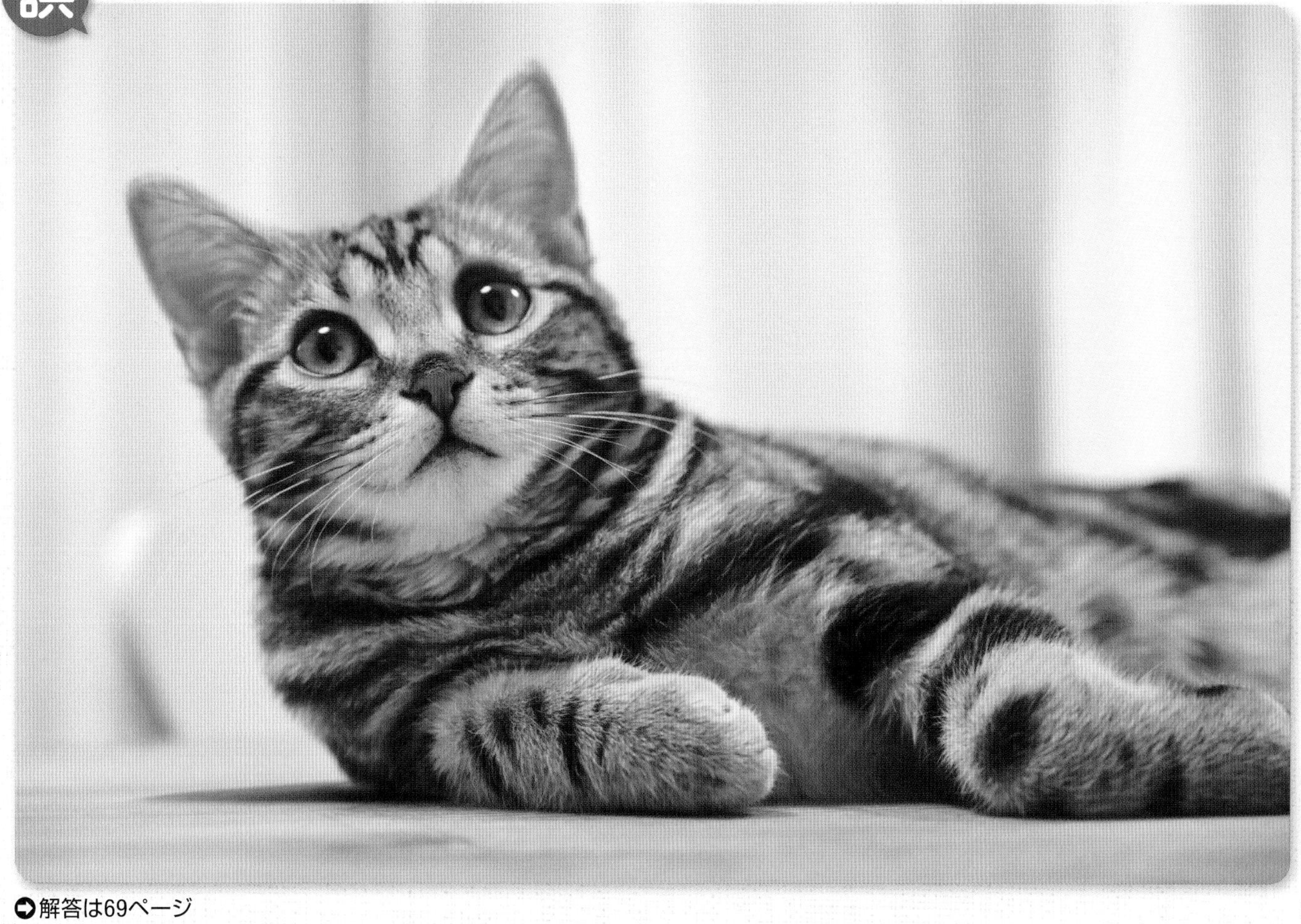

➡解答は69ページ

48 物思いねこ

去年の今ごろって
私なにしてたかな…？
あ、まだママのおなかの中だ

1分で見つけた数	個
全部見つけるまでの時間	分　秒

正

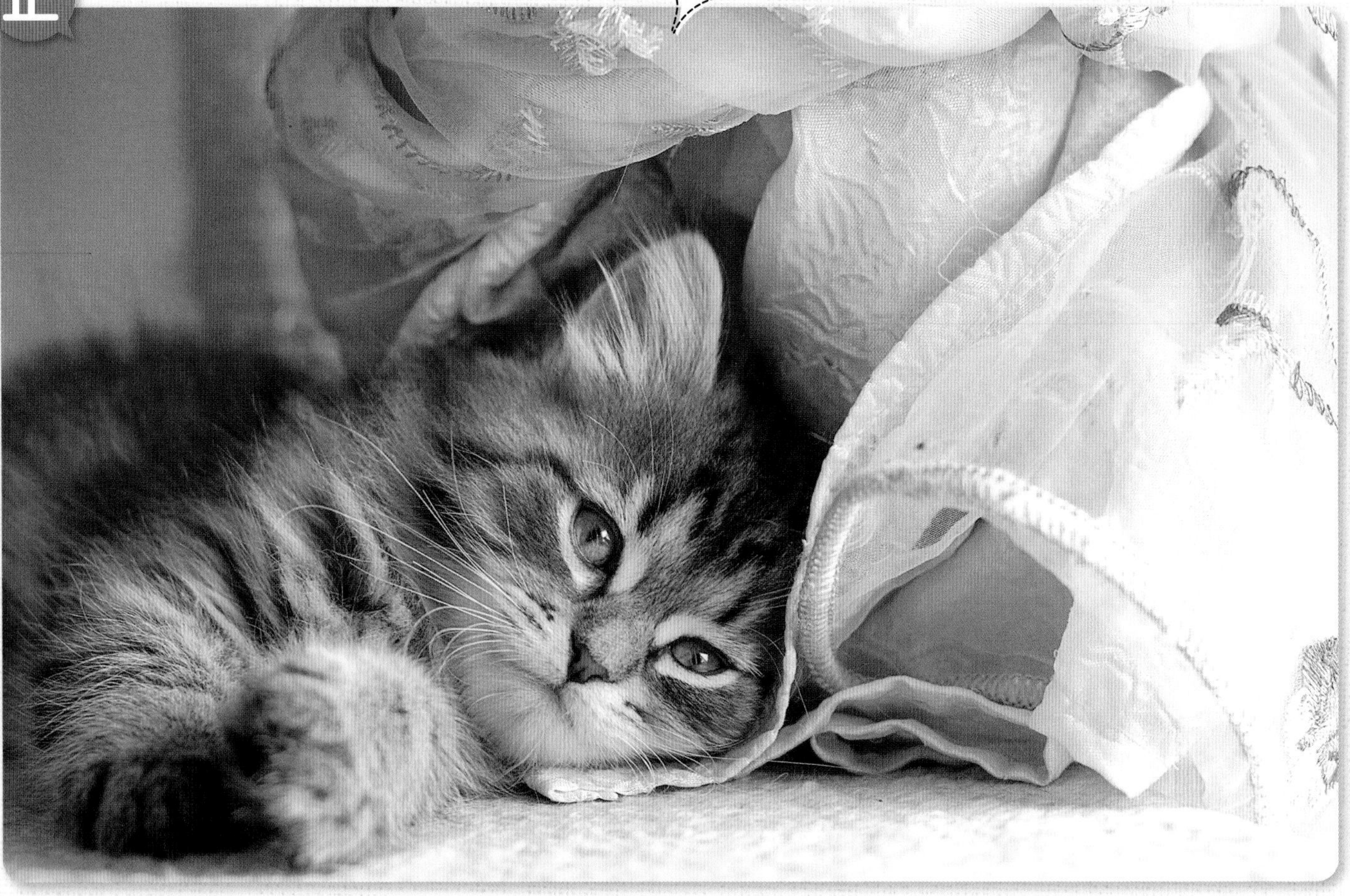

誤

まちがいは5つ。1分で探してにゃ。

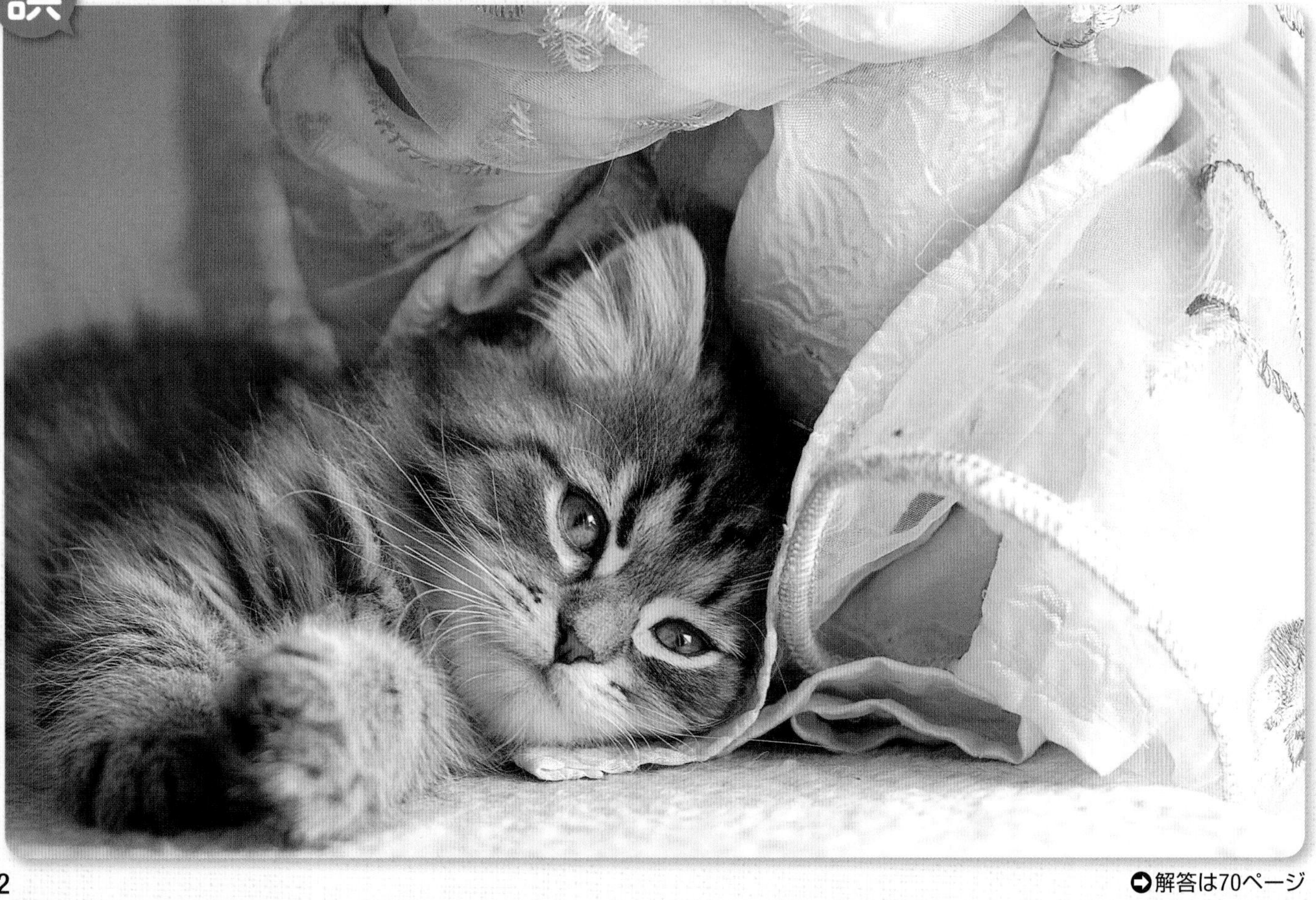

➡解答は70ページ

49 替わってねこ

ママーぼくにも
お豆まかせてよぅ

1分で見つけた数	個
全部見つけるまでの時間	分　秒

正

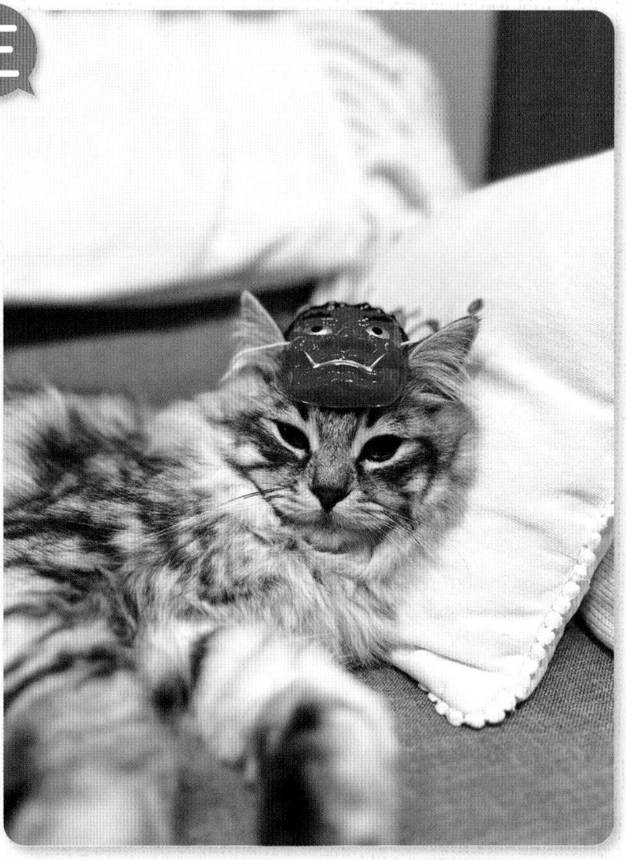

誤

まちがいは5つ。1分で探してにゃ。

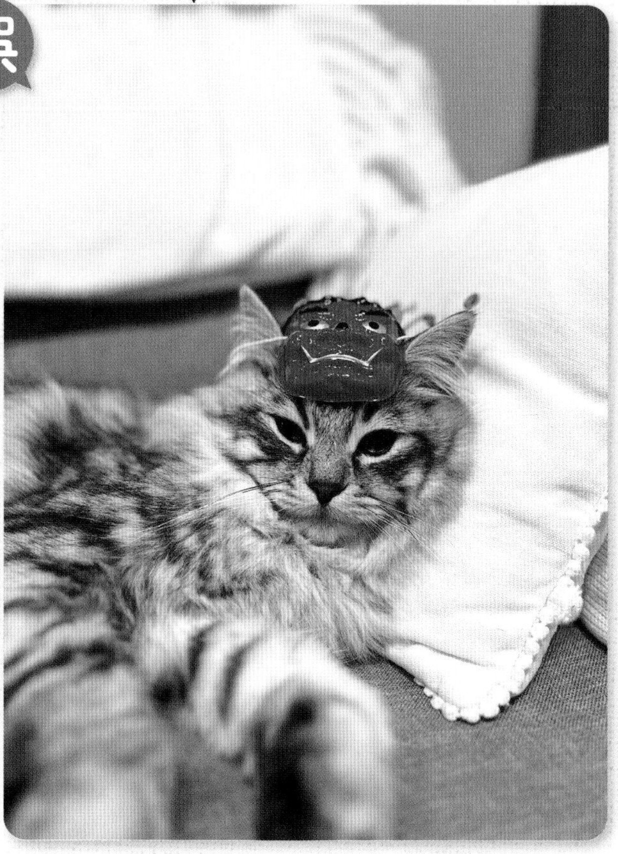

大阪府／山口さんちのサイトくん

➡解答は70ページ

50 バラねこ

今日はきれいなバラが
たくさん咲いたにゃ〜

1分で見つけた数	個
全部見つけるまでの時間	分　秒

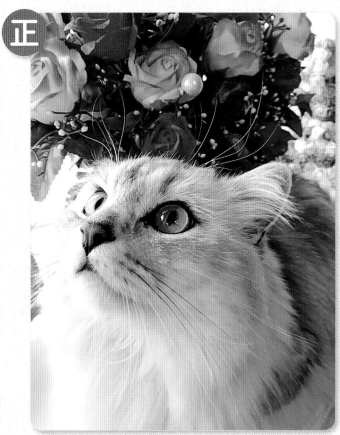

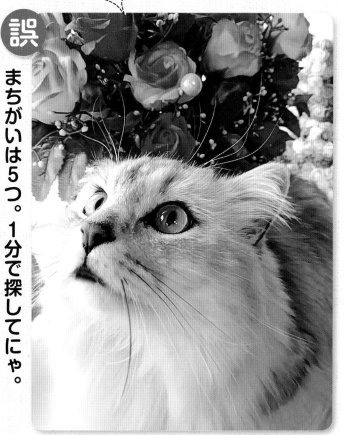

正

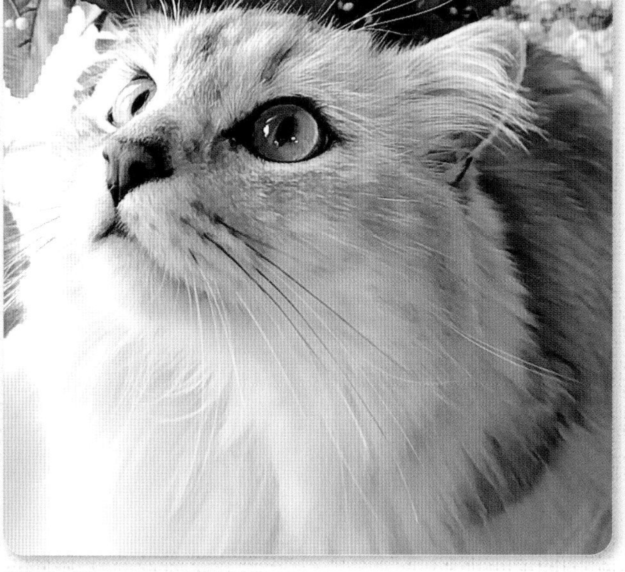

誤

まちがいは5つ。1分で探してにゃ。

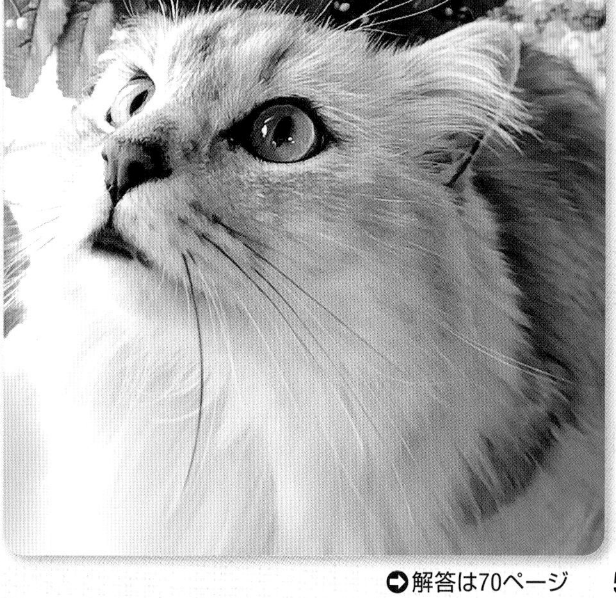

福島県／猫ママさんちの咲夜くん

➡解答は70ページ

51 新催眠術ねこ

シロクマさんが１頭…
シロクマさんが２頭…

1分で見つけた数	個
全部見つけるまでの時間	分　秒

正

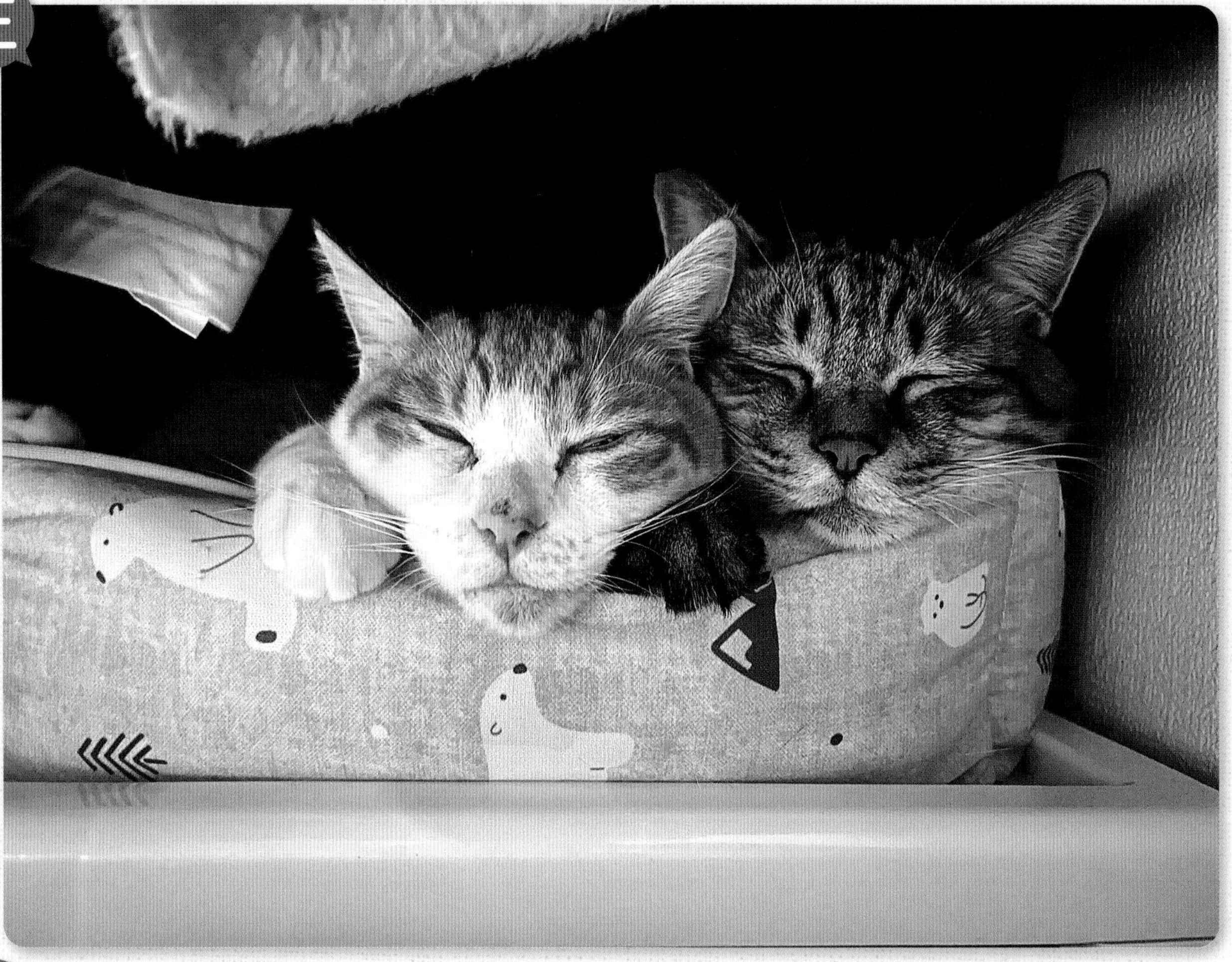

山梨県／佐藤さんちのはっさくくん（左）、みかんくん（右）

誤

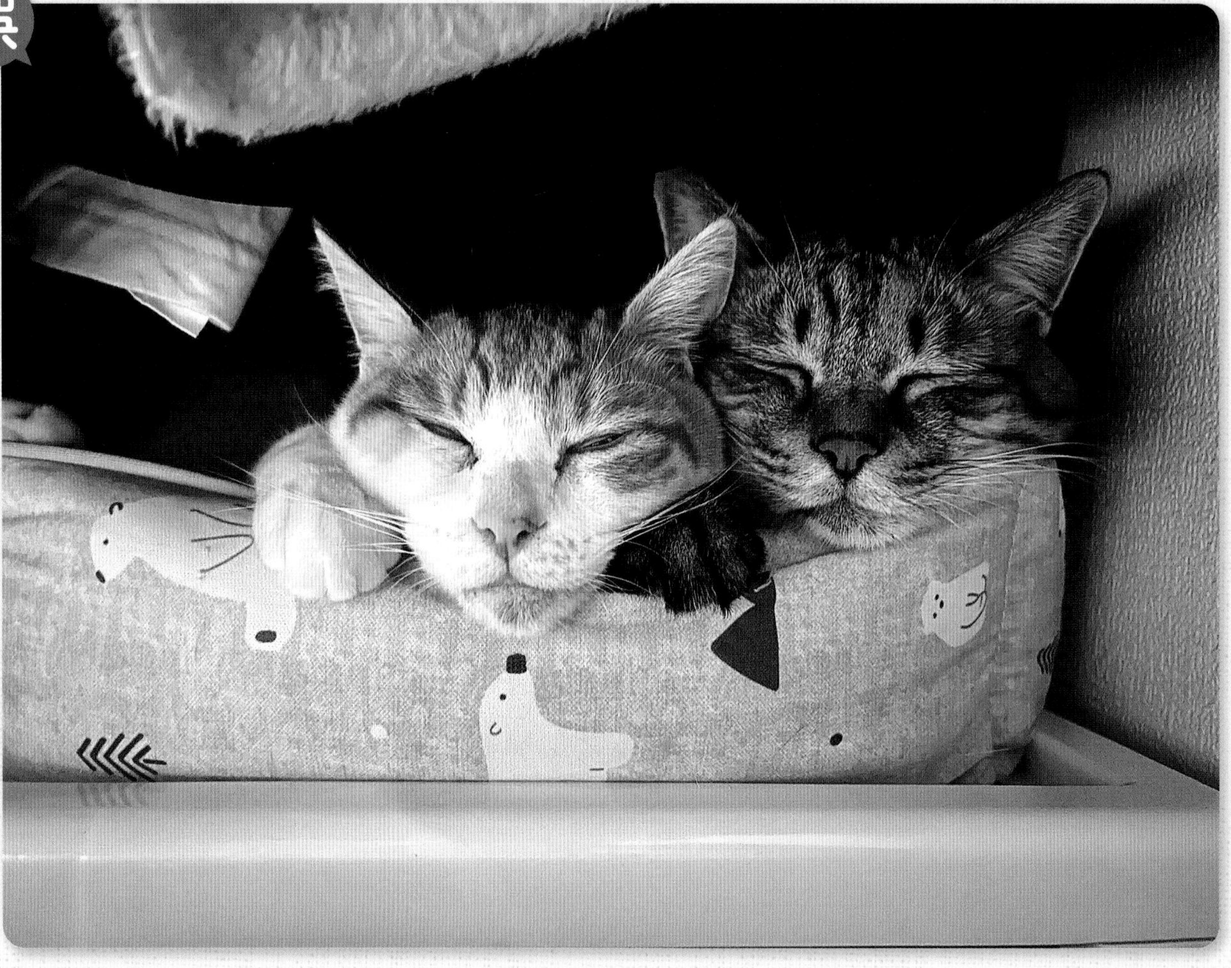

まちがいは5つ。1分で探してにゃ。

➡解答は70ページ

52 ハンモックねこ

お外で
やりたいにゃ〜

1分で見つけた数	個
全部見つけるまでの時間	分　秒

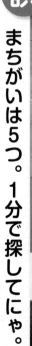

正

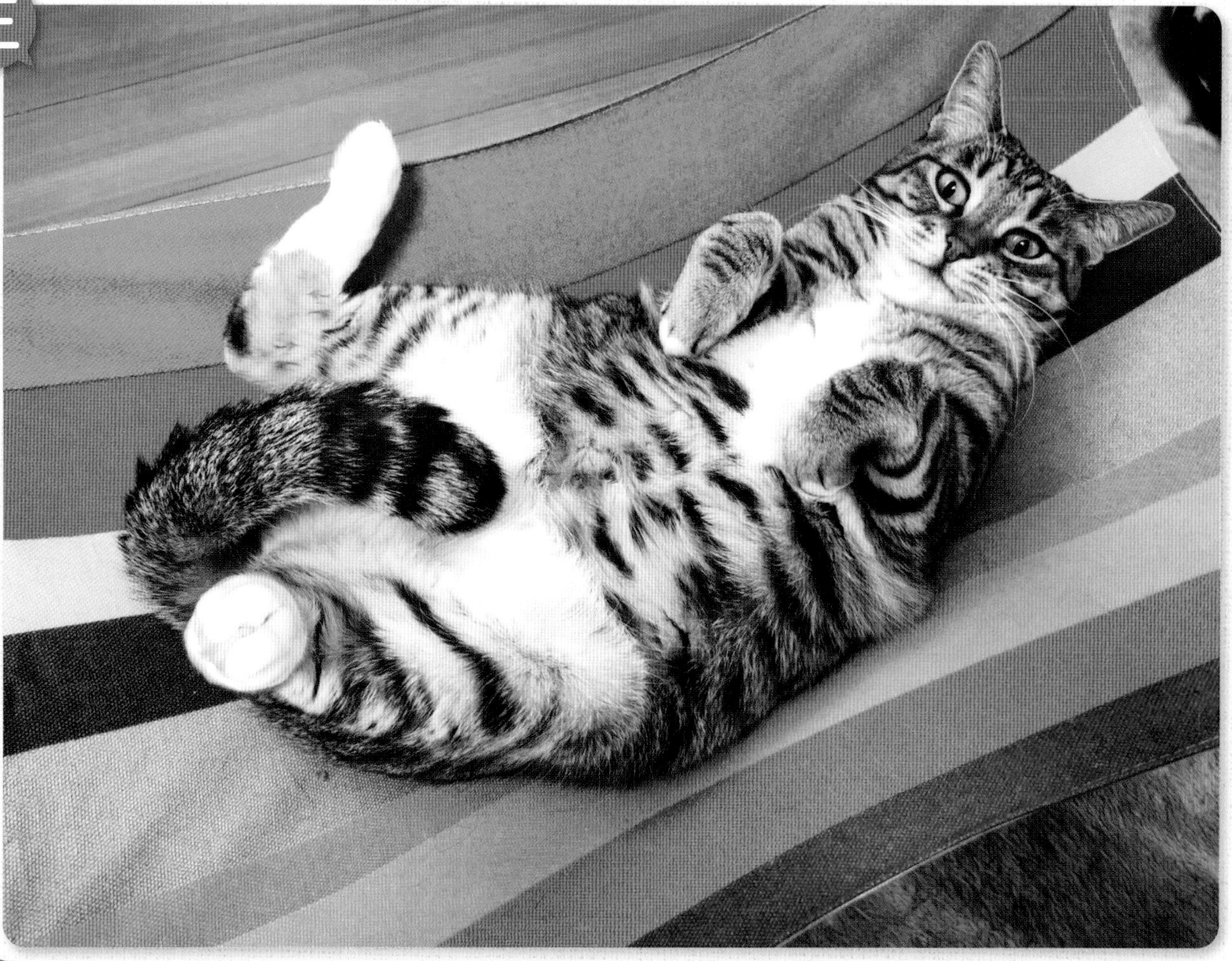

誤

まちがいは5つ。1分で探してにゃ。

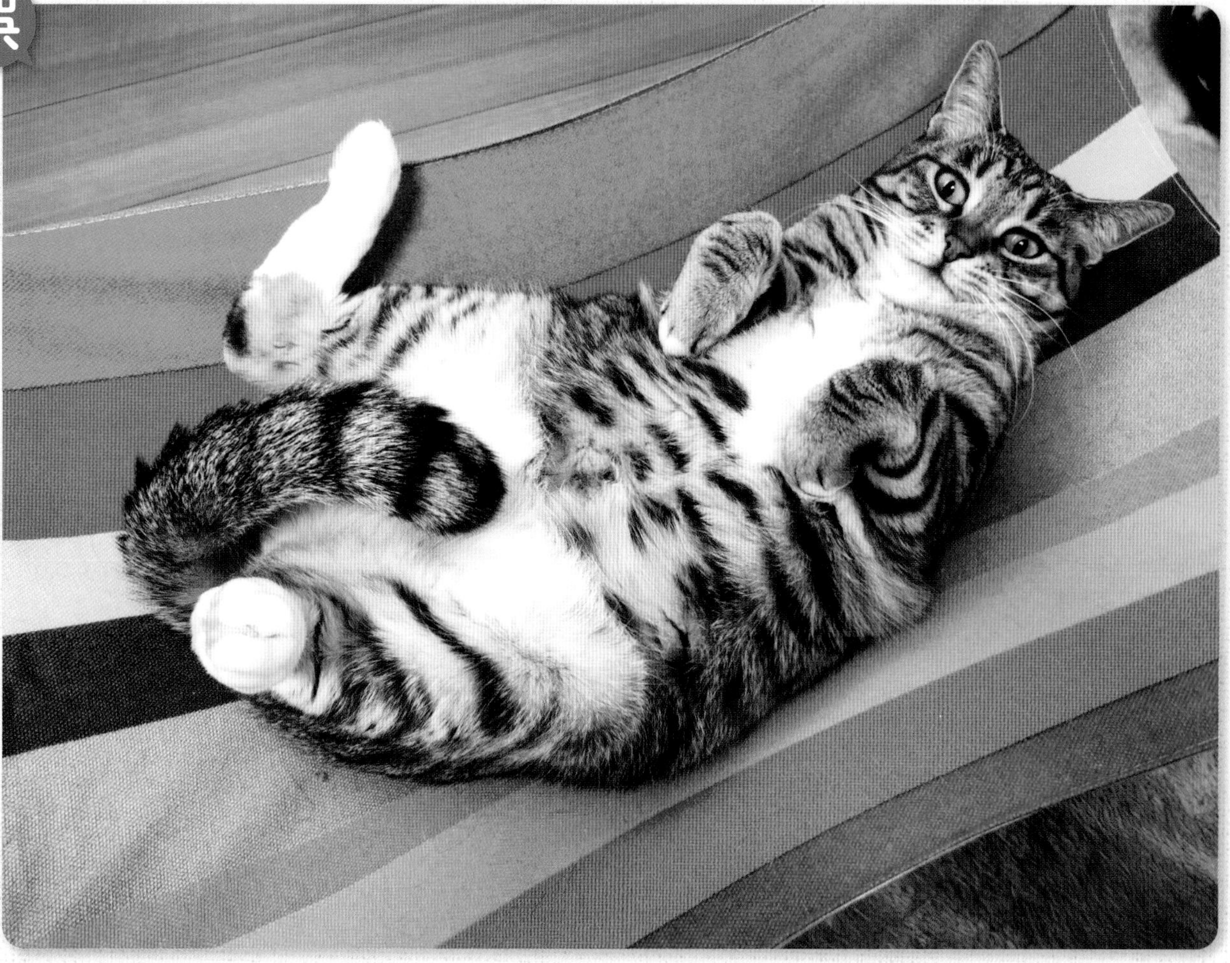

➡解答は70ページ

53 頭アンテナねこ

ねぇ、さっきから
なにがそんなにおもしろいの？

1分で見つけた数	個
全部見つけるまでの時間	分　秒

正

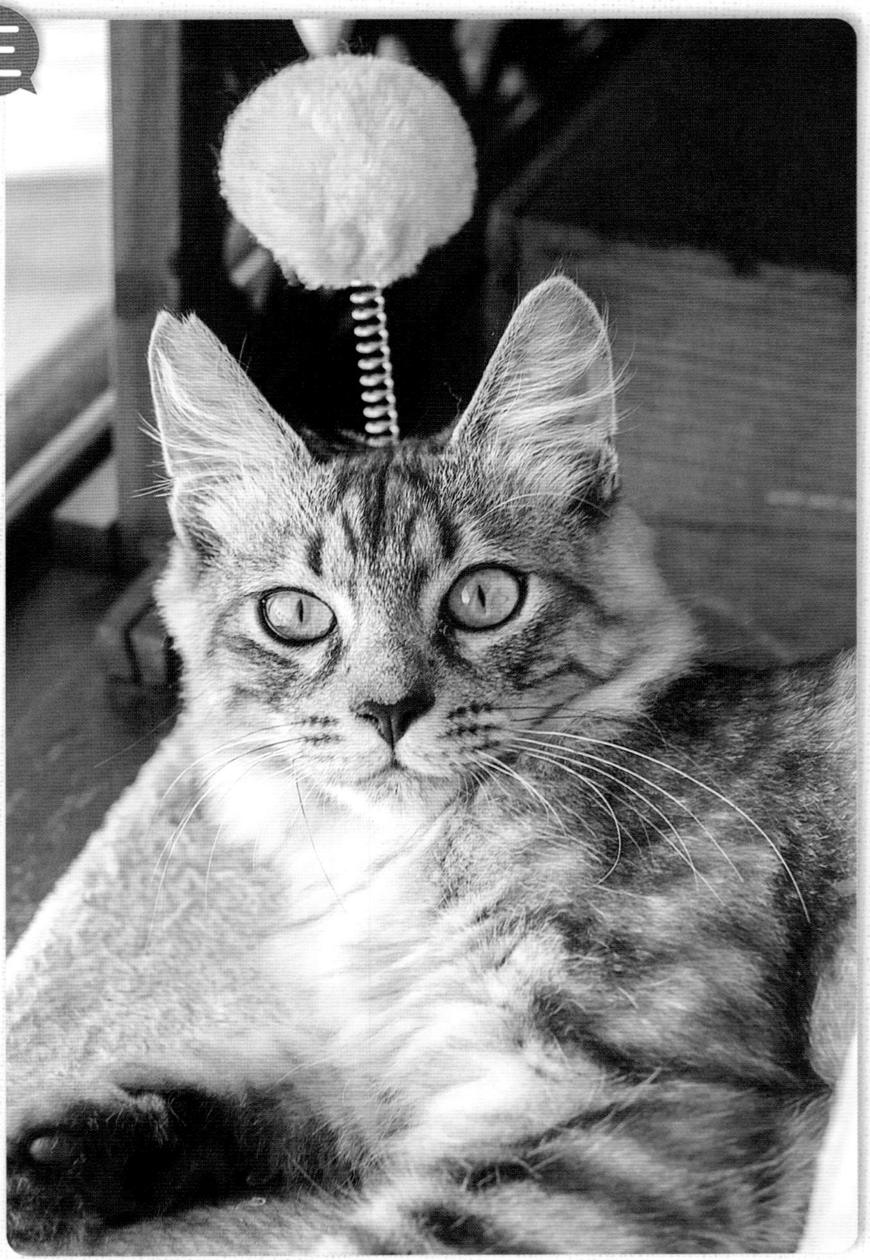

誤

まちがいは5つ。1分で探してにゃ。

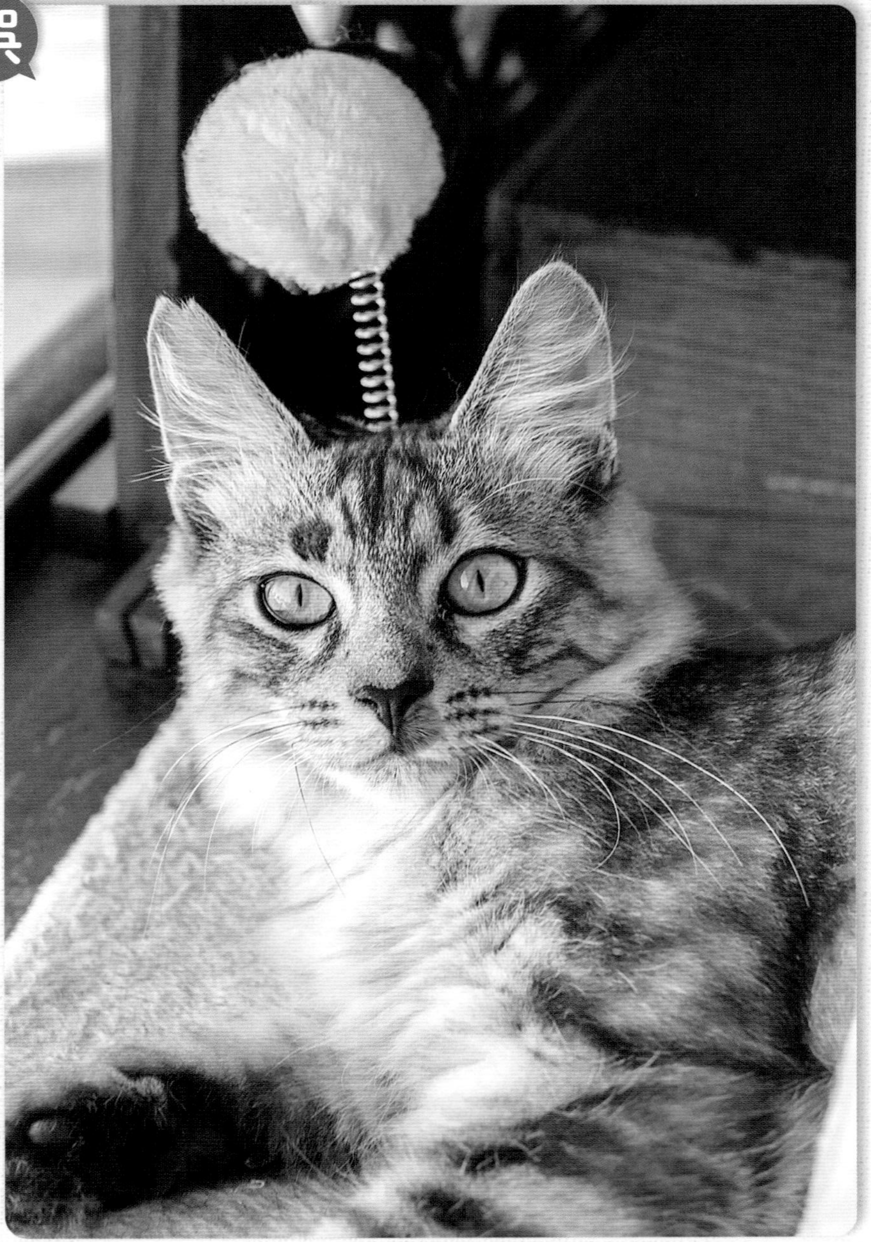

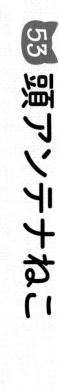

➡解答は70ページ

54 シャチホコねこ

全身で
表現したにゃ!!

1分で見つけた数	個	
全部見つけるまでの時間	分	秒

正

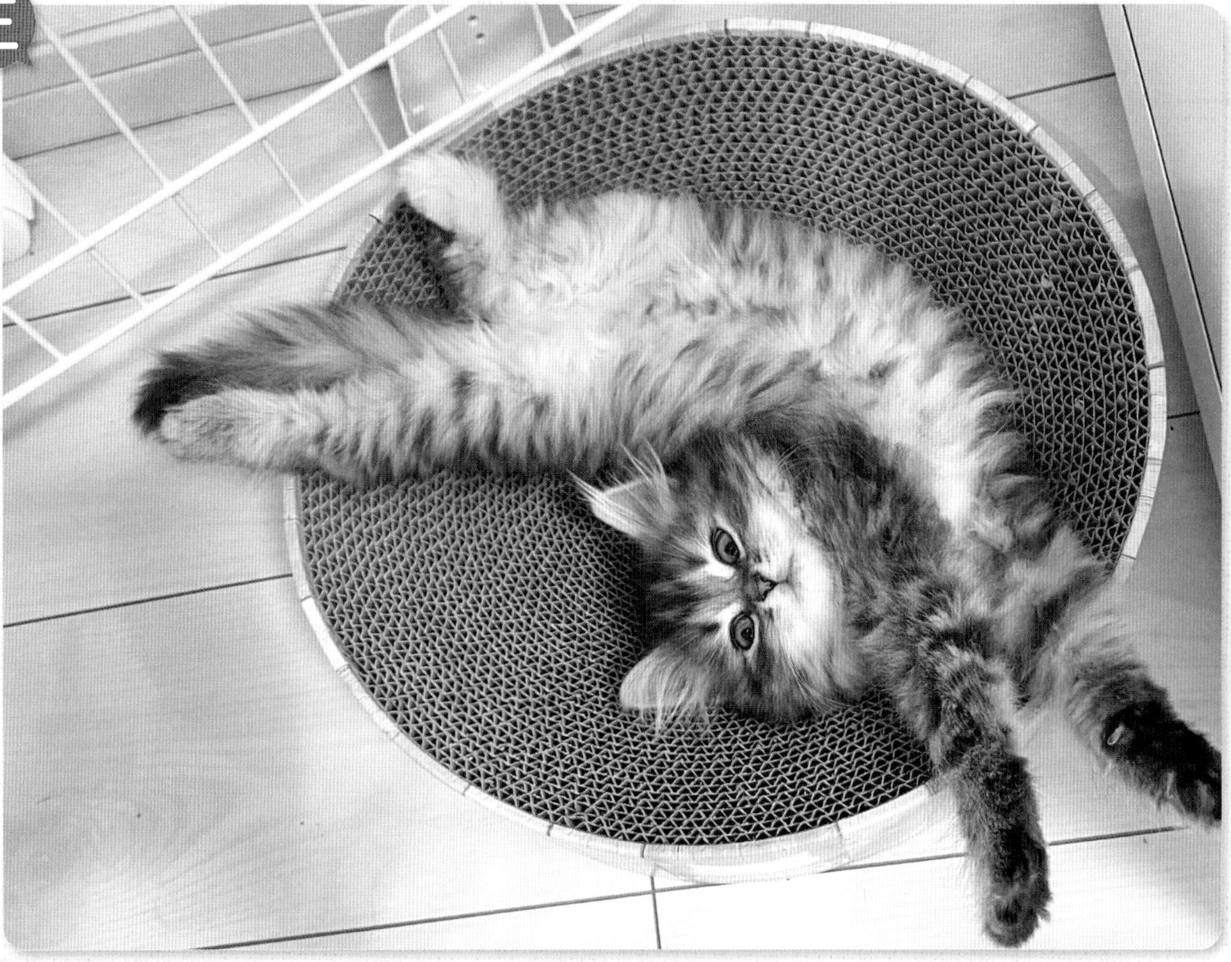

神奈川県／臼木愛実さんちのちるちゃん

誤

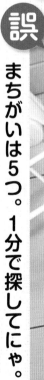

まちがいは5つ。1分で探してにゃ。

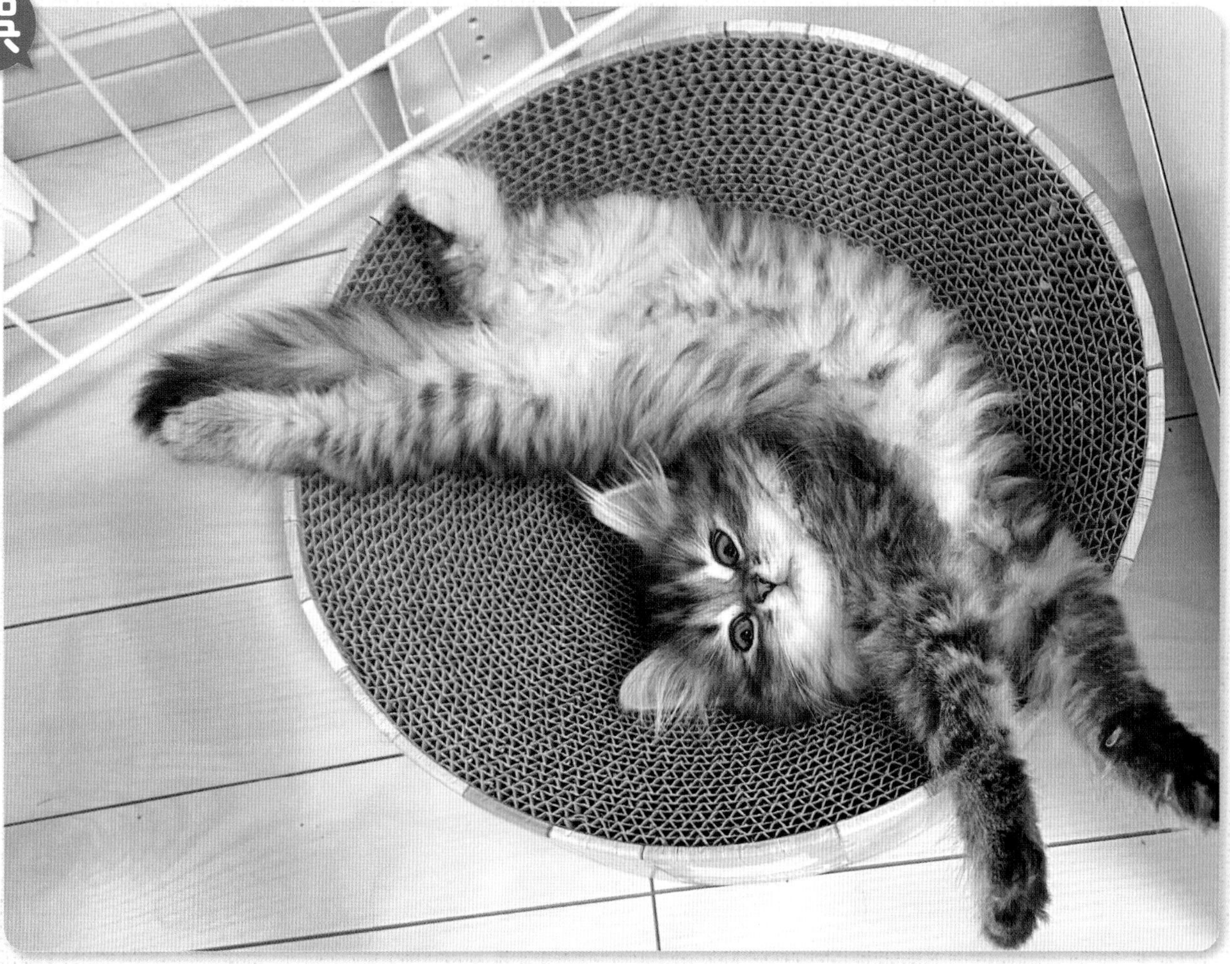

➡解答は71ページ

55 ウエイトレスねこ

いらっしゃいませー！
お名前書いて
おまちくださーい！

1分で見つけた数	個
全部見つけるまでの時間	分　秒

正

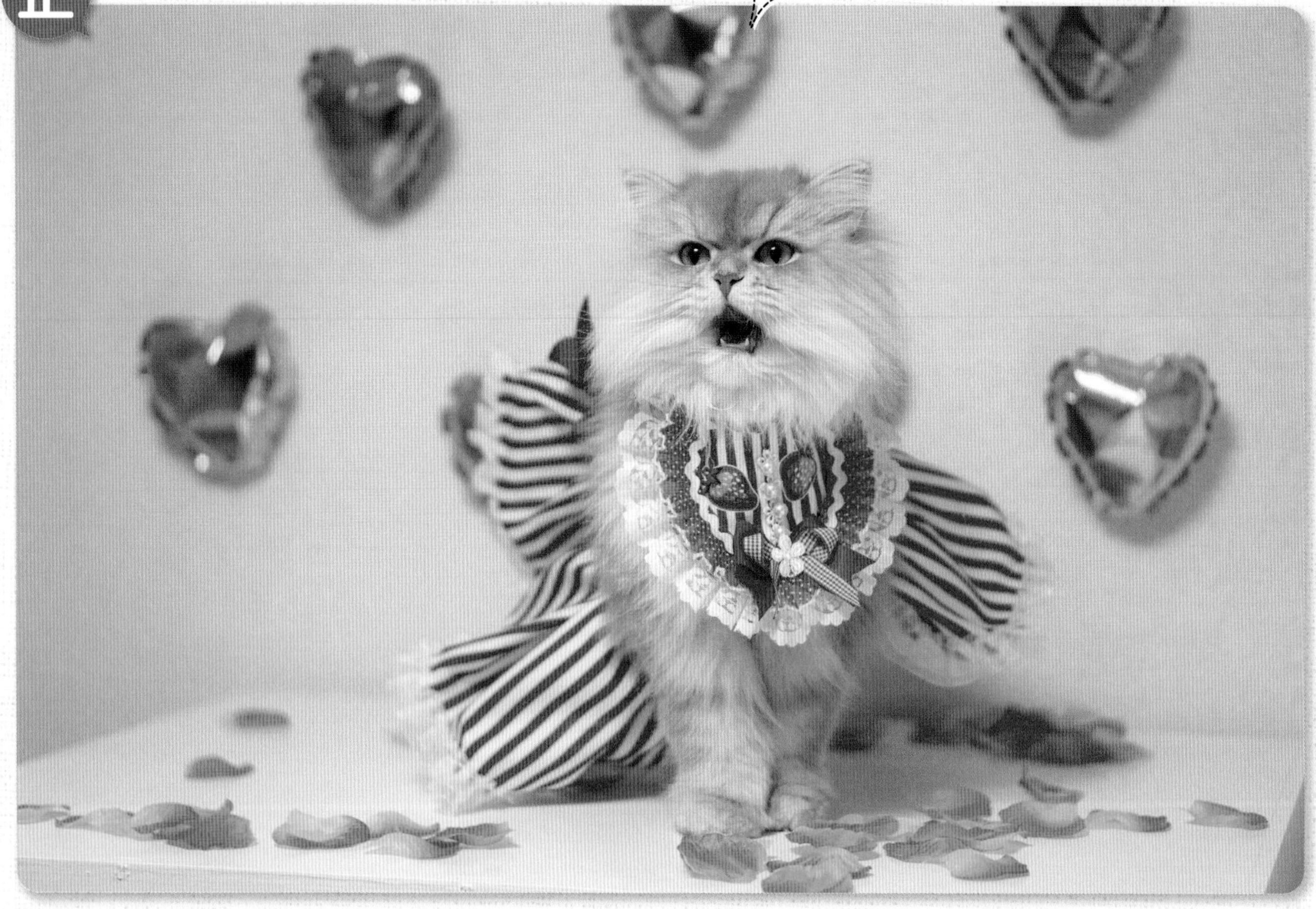

誤　まちがいは５つ。１分で探してにゃ。

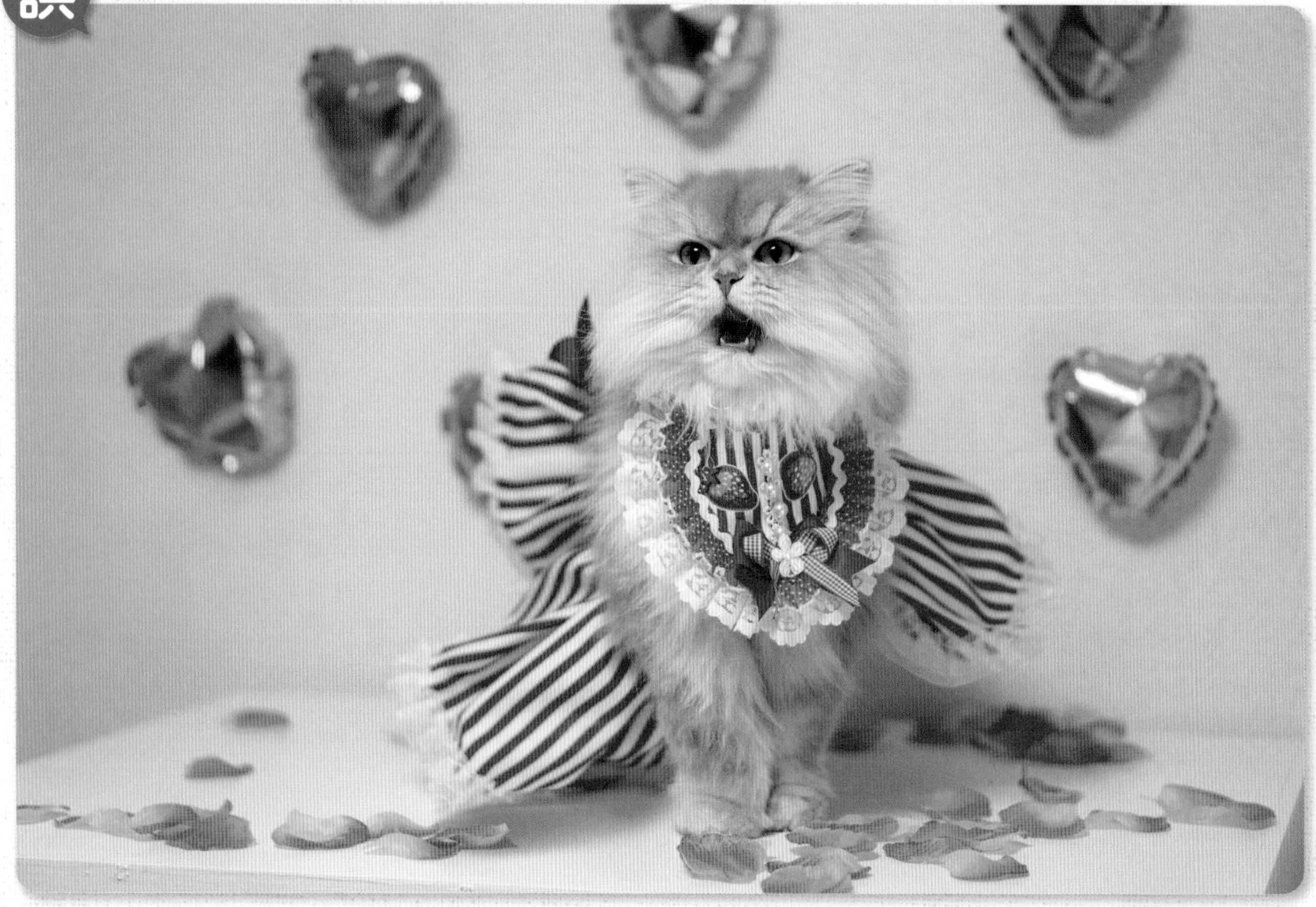

➡解答は71ページ

56 昼寝から覚めたねこ

この人
まーたイタズラ
してたな

1分で見つけた数	個
全部見つけるまでの時間	分　秒

正

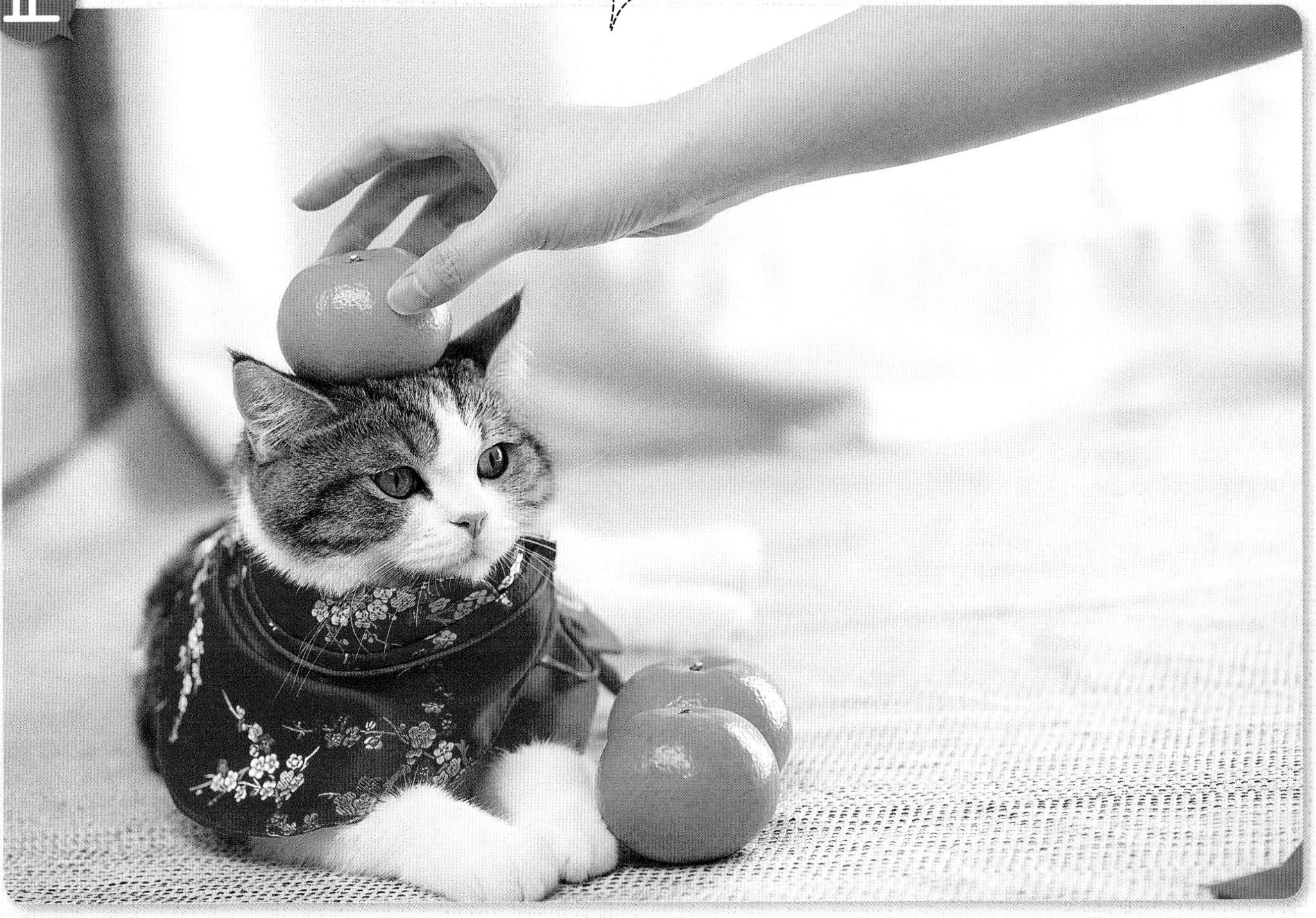

誤

まちがいは５つ。１分で探してにゃ。

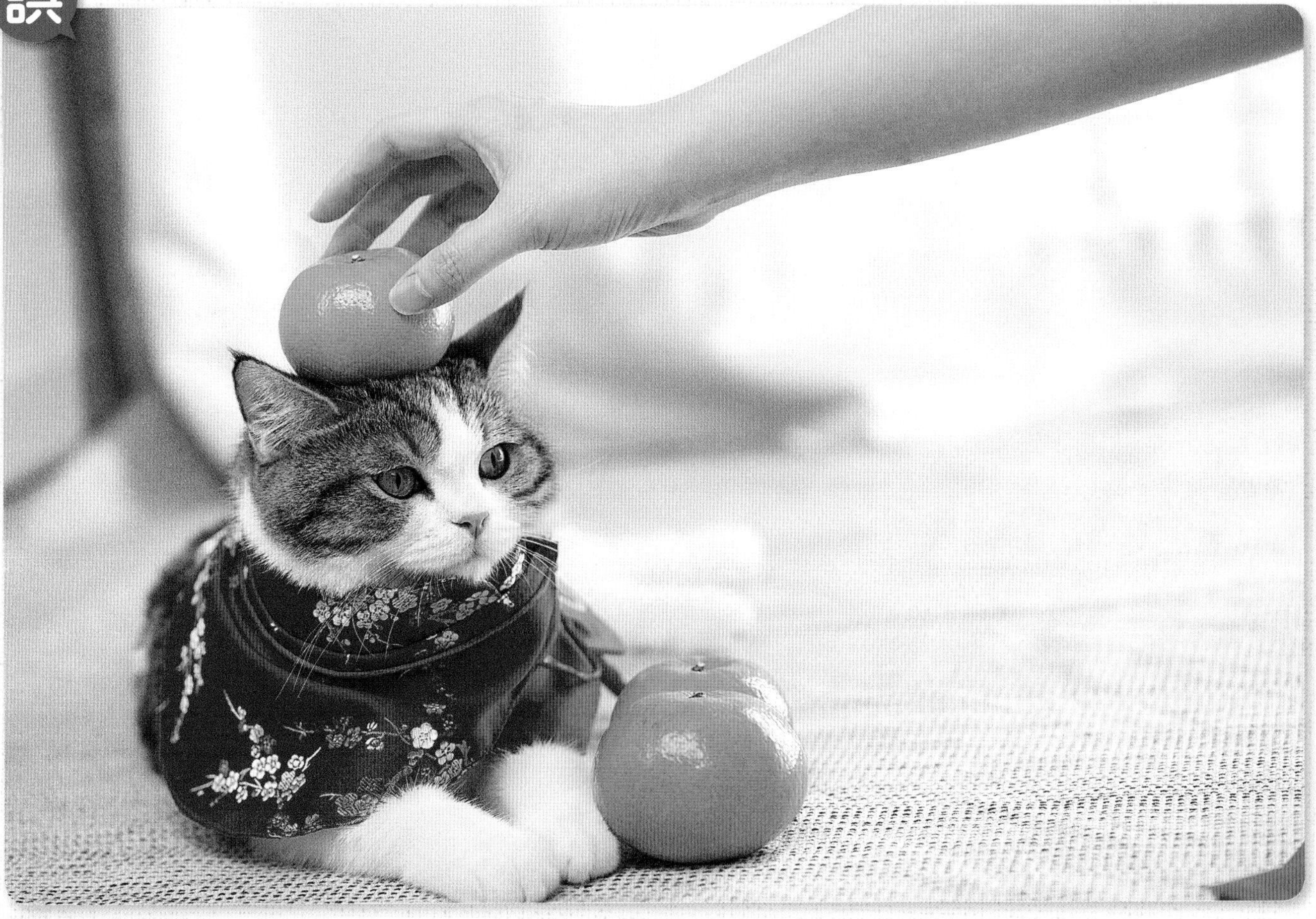

➡解答は71ページ

57 花嫁ねこ

はやくシャッター押してくれないと
頭のやつ落ちちゃう

1分で見つけた数	個
全部見つけるまでの時間	分　秒

正

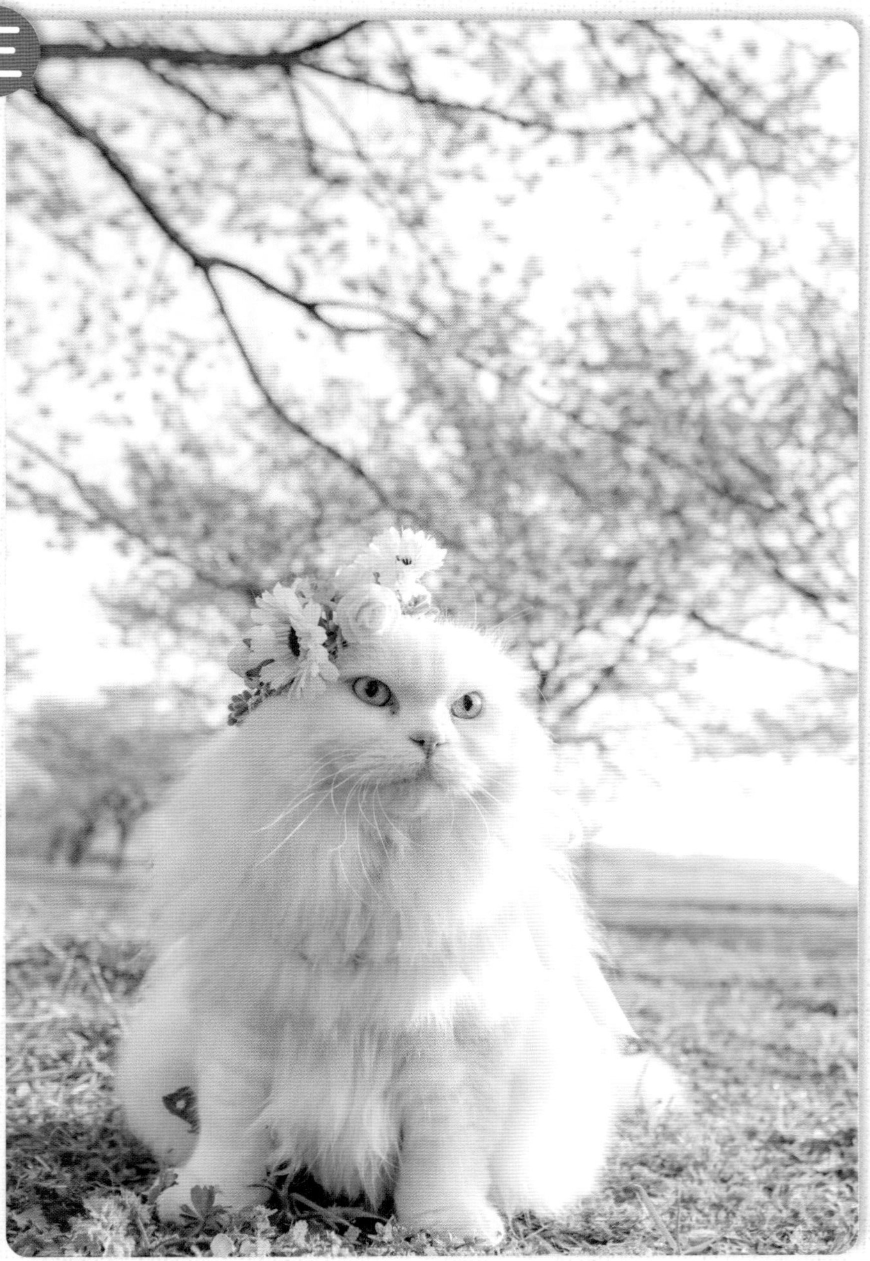

誤

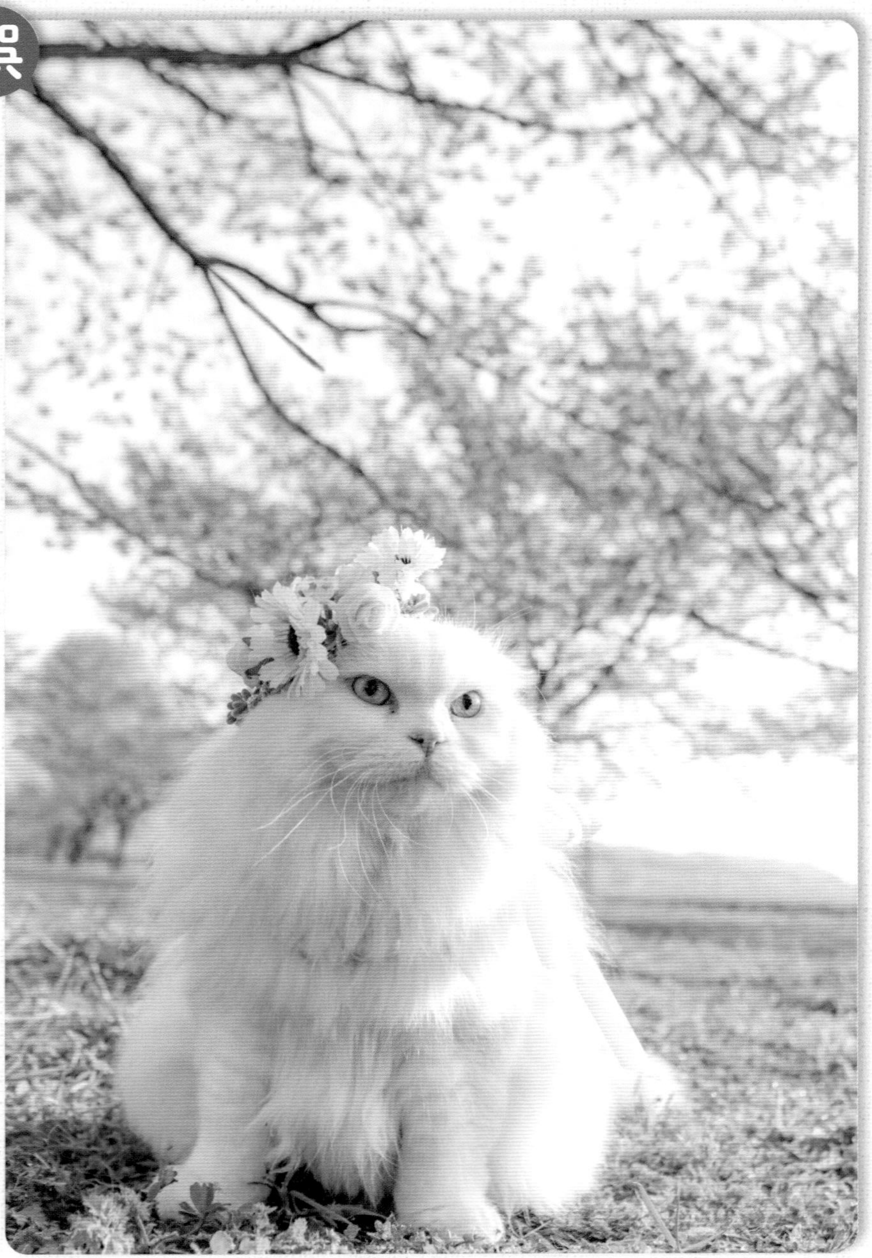

まちがいは5つ。1分で探してにゃ。

➡解答は71ページ

58 ミツバチねこ

ブンブンブン～♪
ねこも飛ぶ～♪

1分で見つけた数	個
全部見つけるまでの時間	分　秒

正

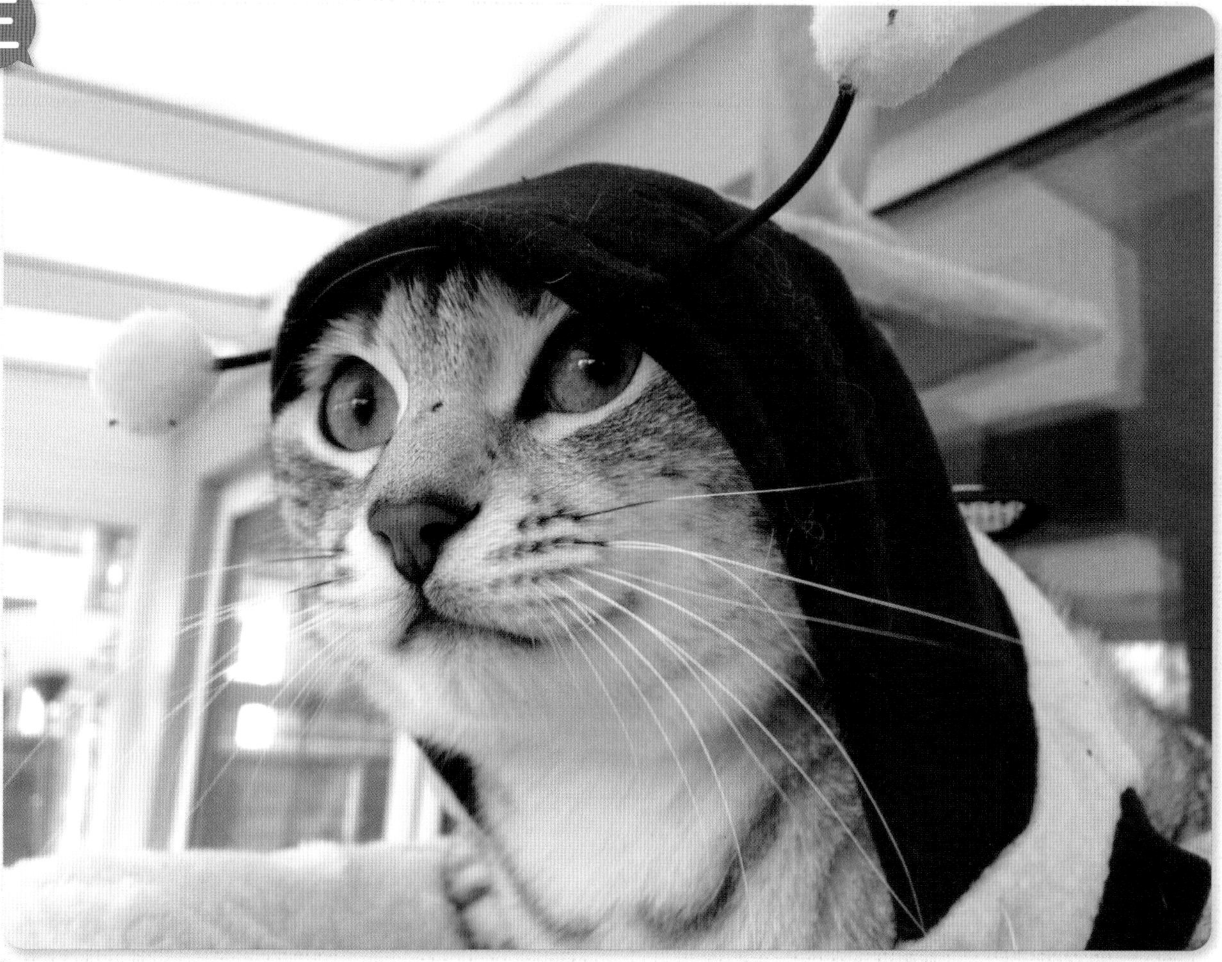

誤

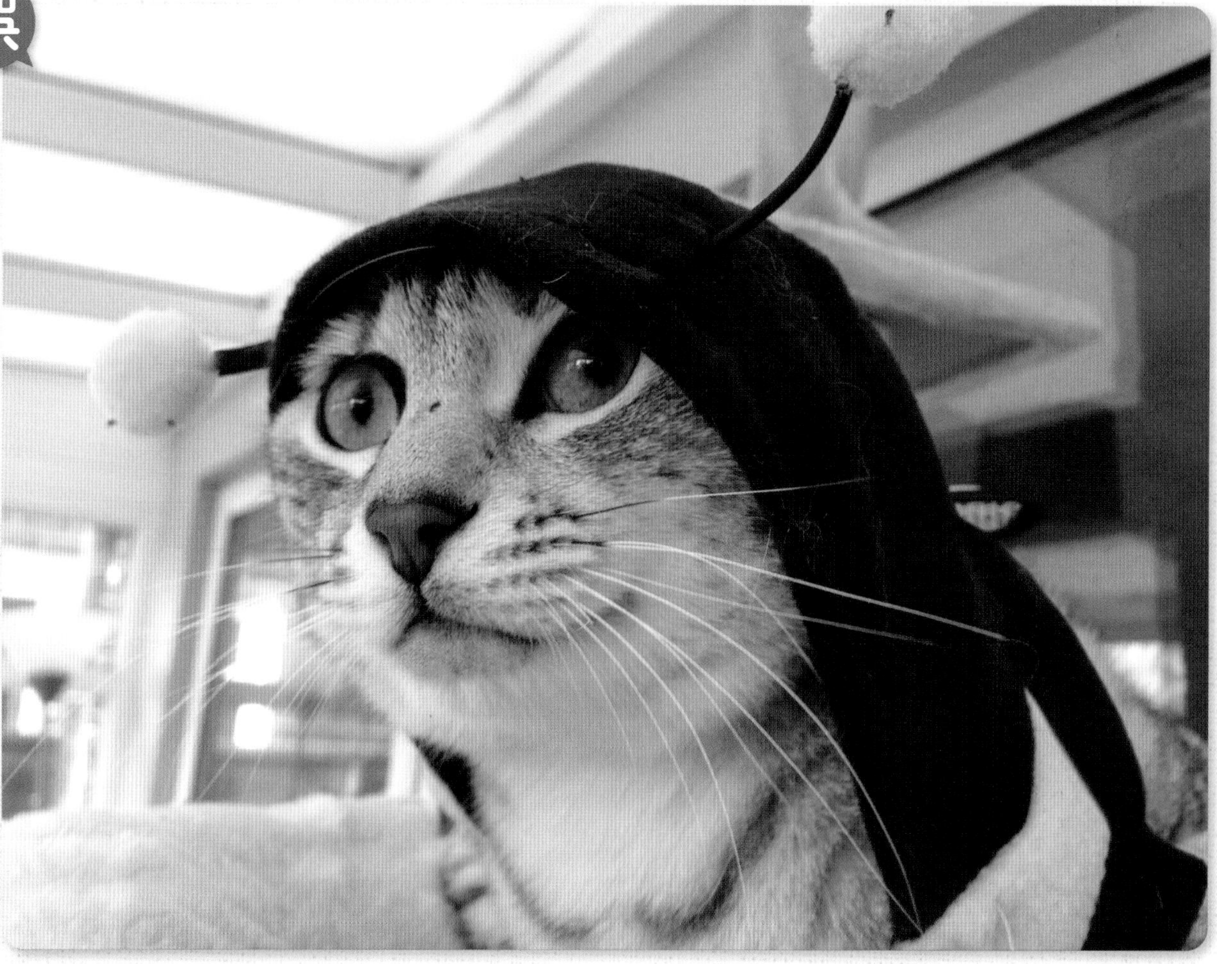

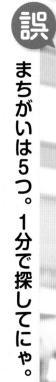

まちがいは5つ。1分で探してにゃ。

➡解答は71ページ

59 魔女見習いのねこ

ホウキの乗り方を
練習するよ

1分で見つけた数	個
全部見つけるまでの時間	分　秒

正

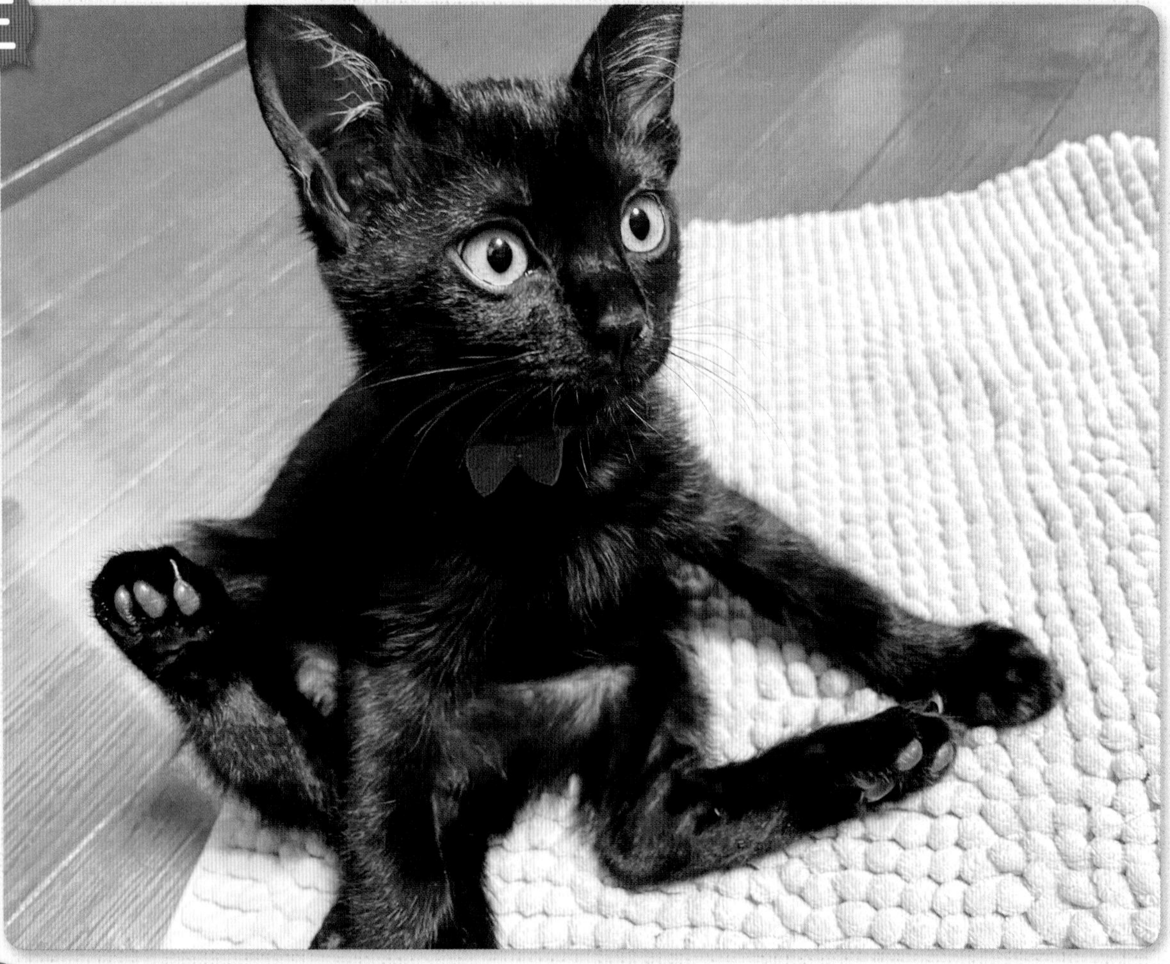

誤

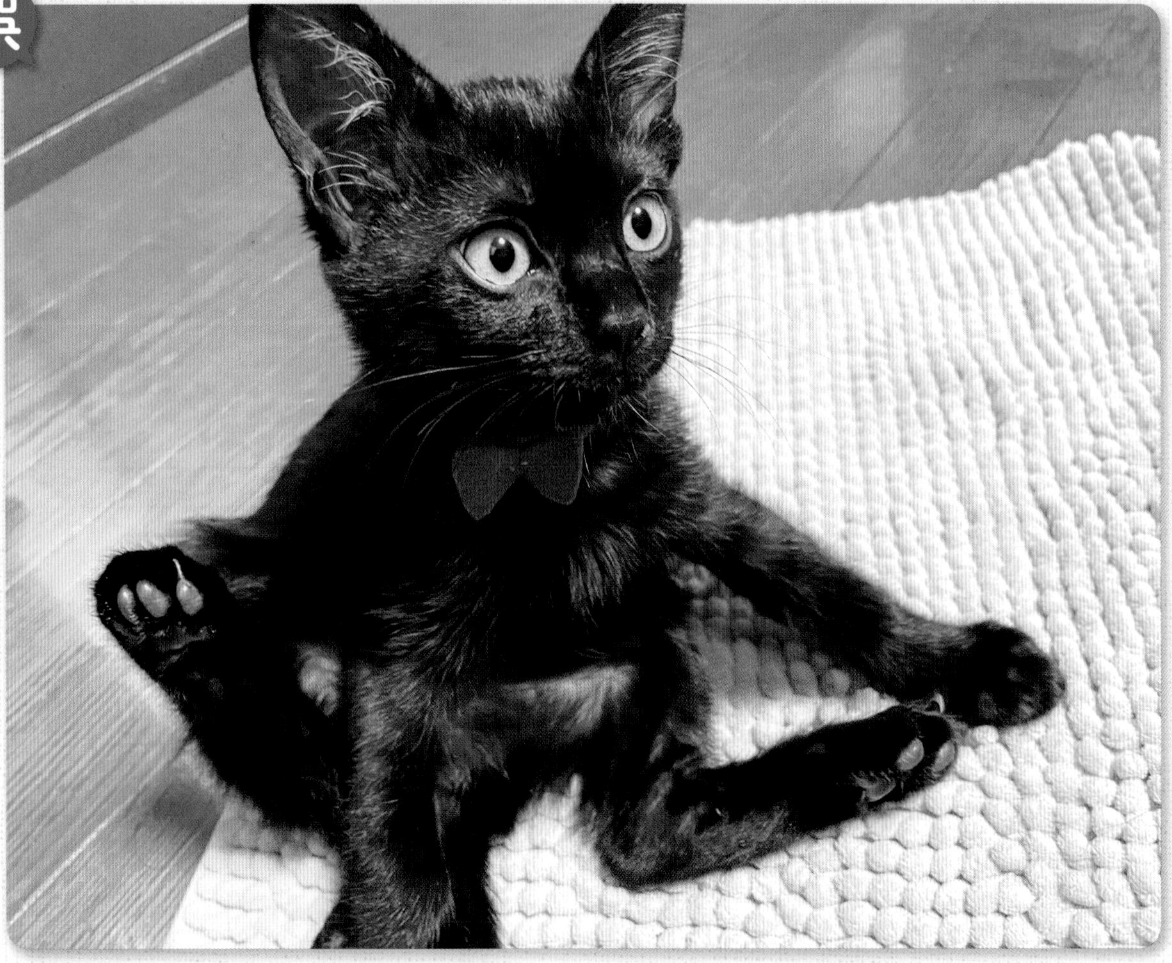

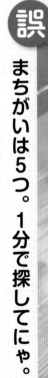

まちがいは5つ。1分で探してにゃ。

➡解答は71ページ

60 夢の中ねこ

あ、
寝かしつけて
おきました

1分で見つけた数	個
全部見つけるまでの時間	分　秒

正

ZZZ…

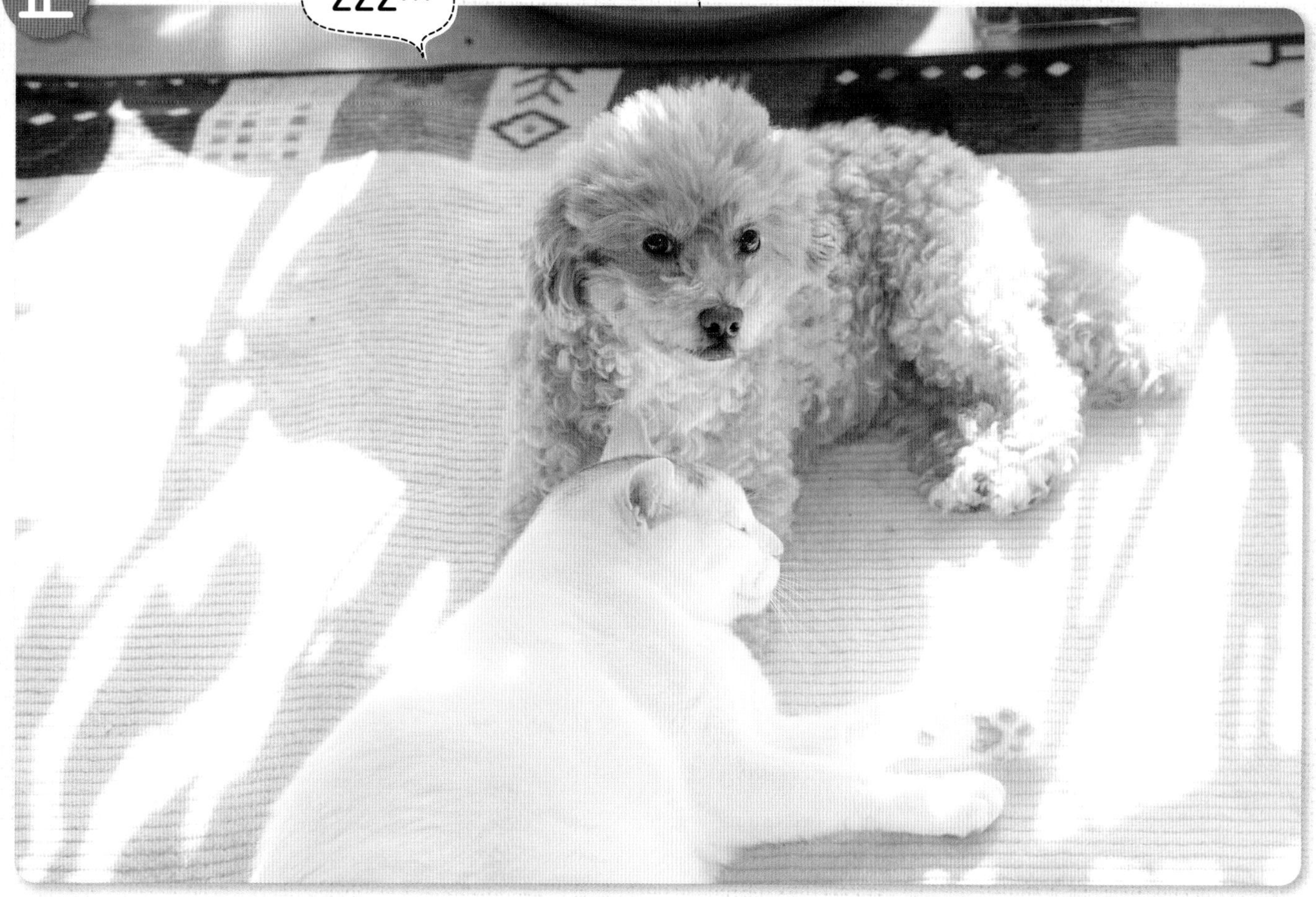

誤

まちがいは５つ。１分で探してにゃ。

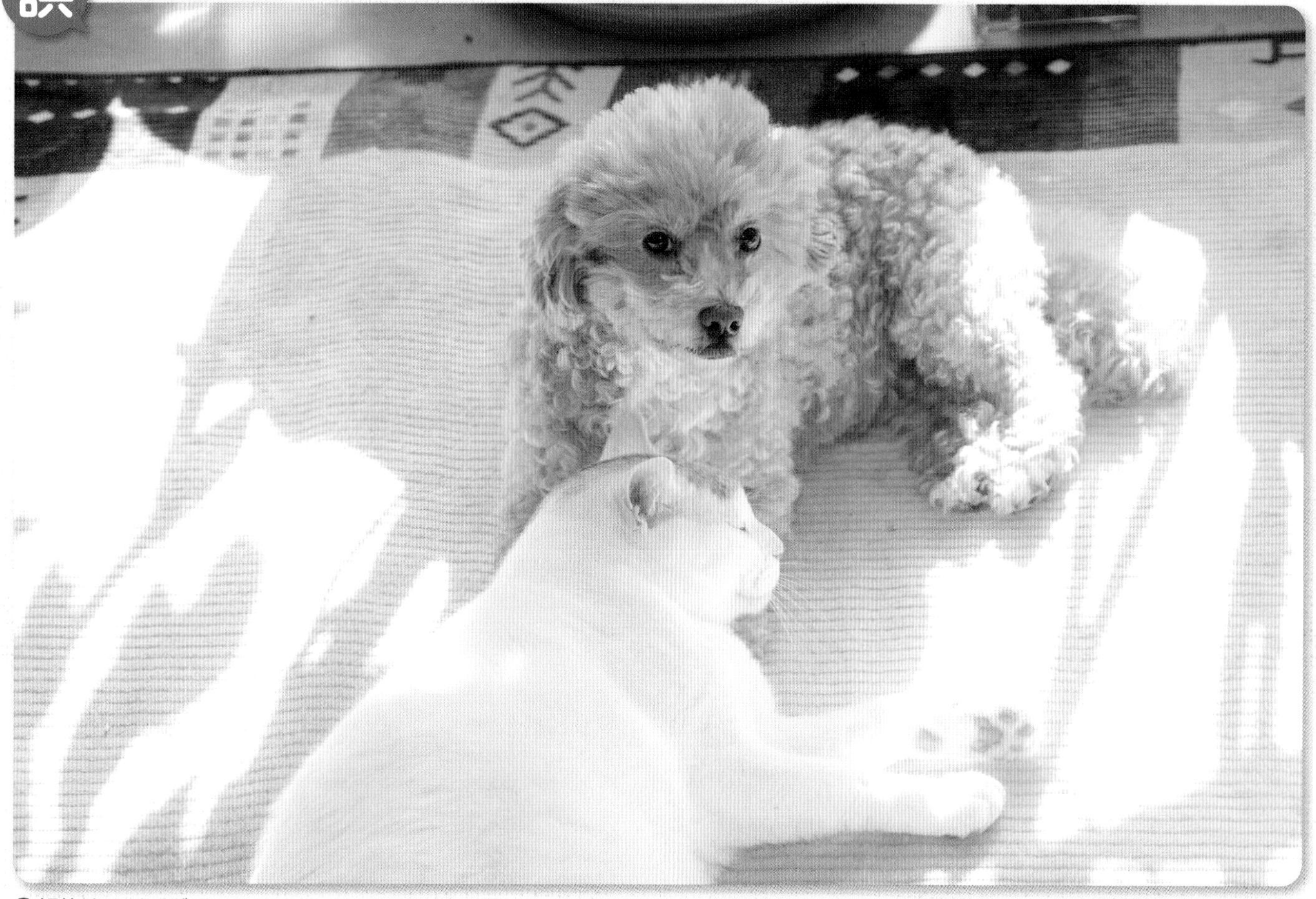

➡解答は71ページ

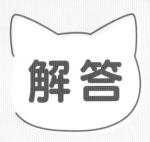

解答

※印刷による汚れ・カスレなどはまちがいに含まれません。

❶おしゃれ初心者ねこ（P5）

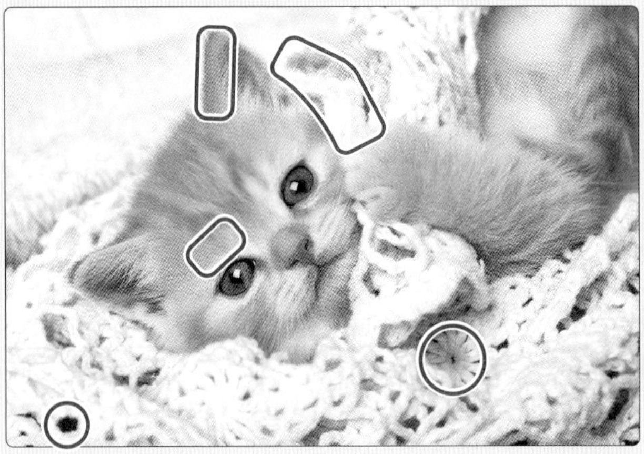

❷うらにゃい師（P6）

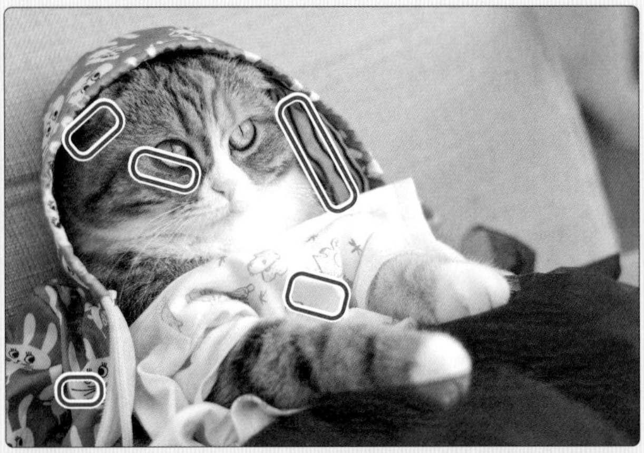

❸納涼ねこ（P7）

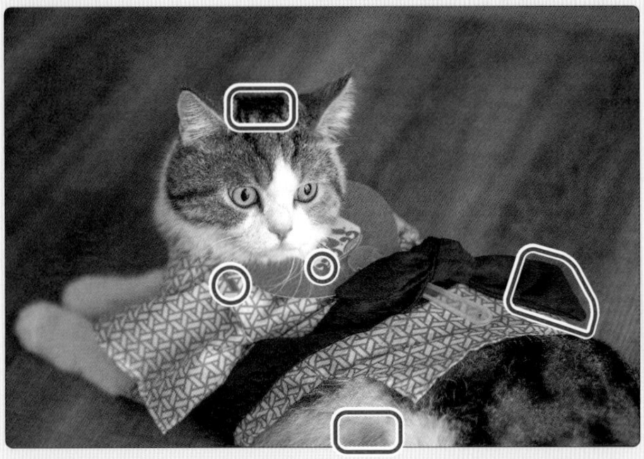

❹トリックオアねこ（P8）

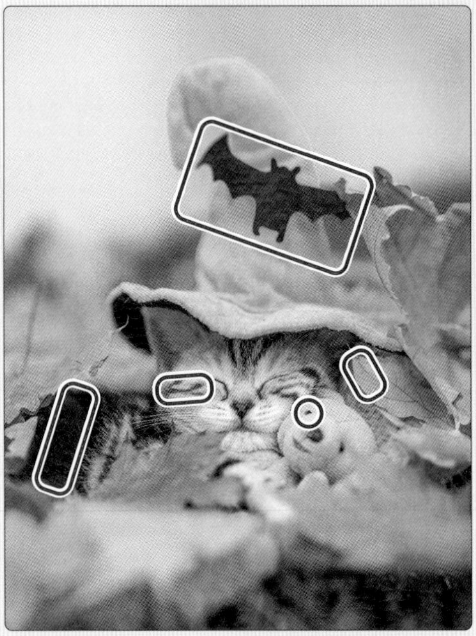

❺眠たい日のねこ（P9）

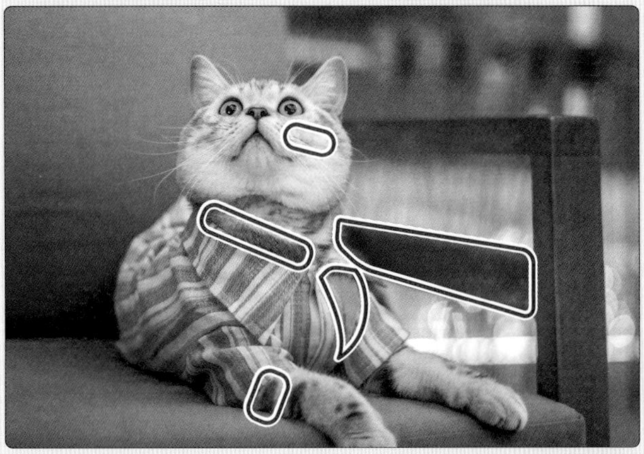

❻ヒーローねこ（P10）

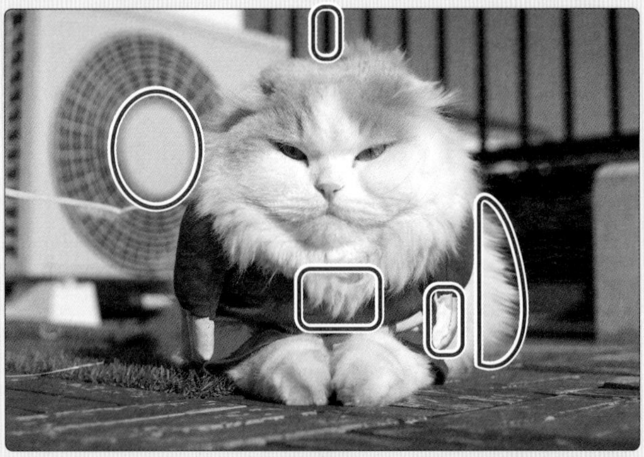

❼かぶとねこ（P11）

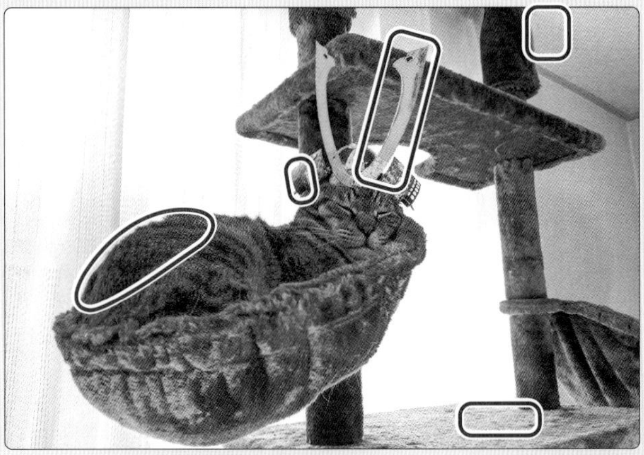

8 ラクしたいねこ（P12）

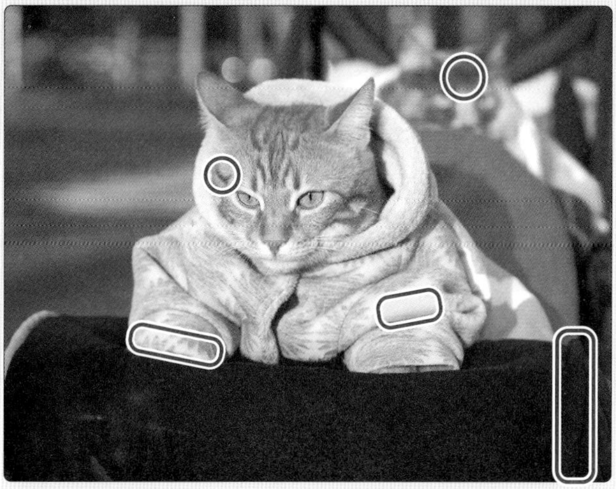

9 たい冠式ねこ（P13）

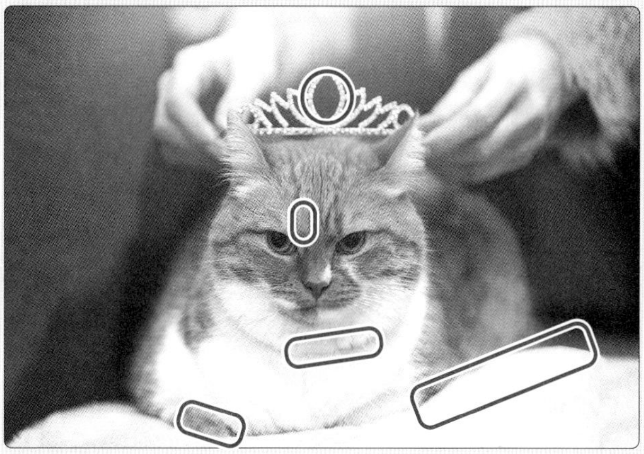

10 花金ねこ（P14）

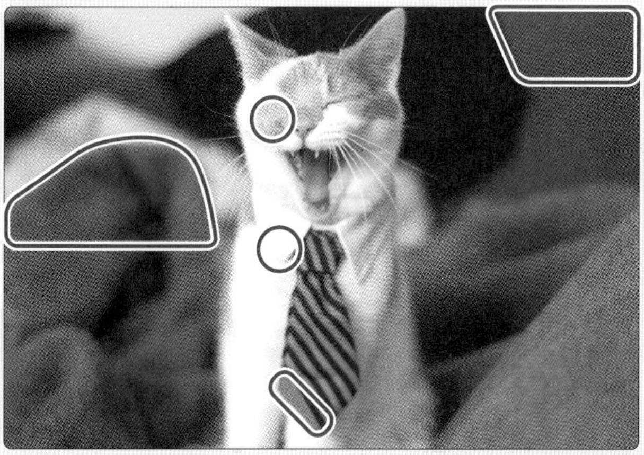

11 よく見てねこ（P15）

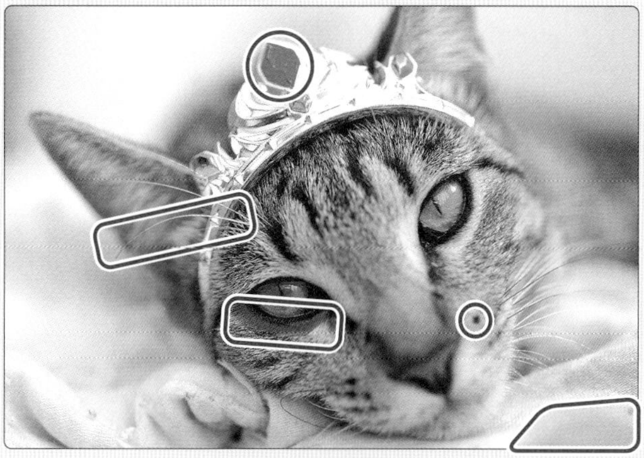

12 ごまかしねこ（P16）

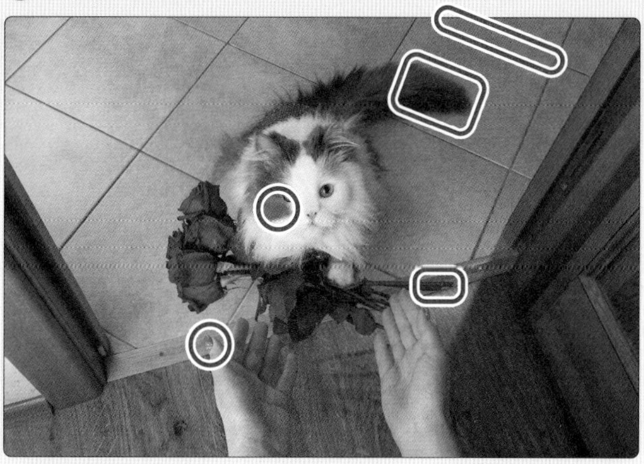

13 鬼ねこ（P17）

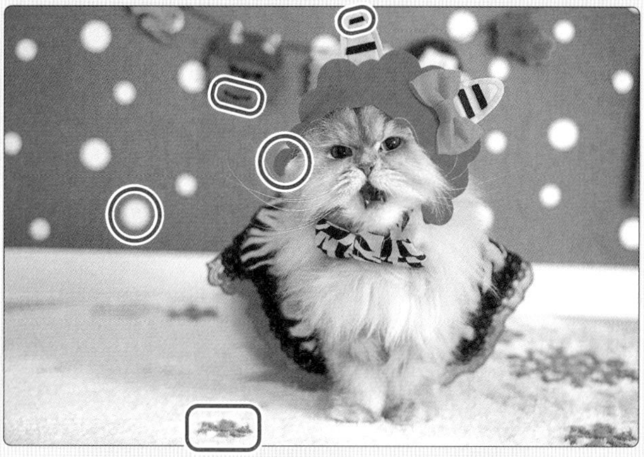

14 大奥ねこ（P18）

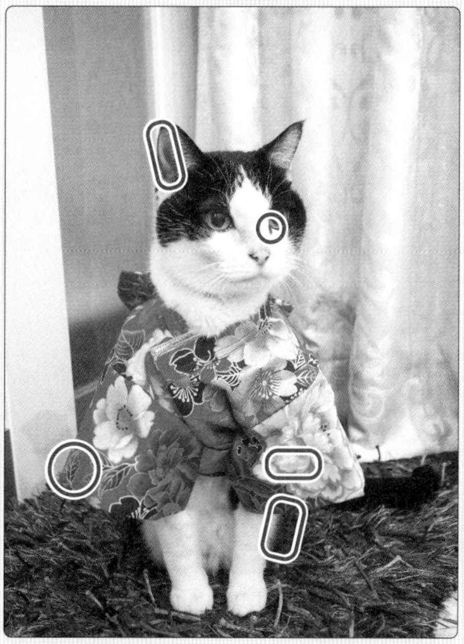

15 およばれねこ（P19）

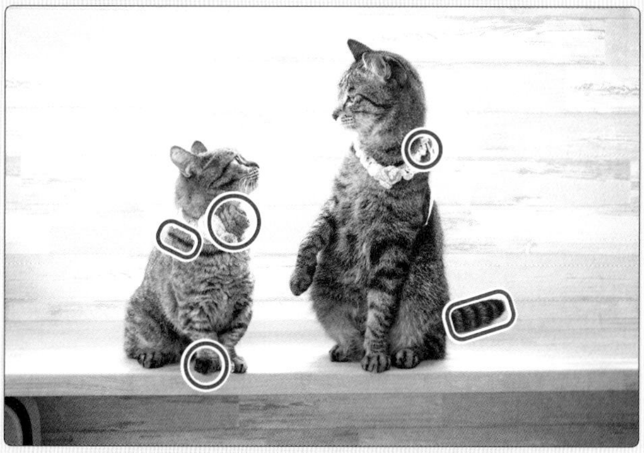

⑯どこだっけねこ（P20）

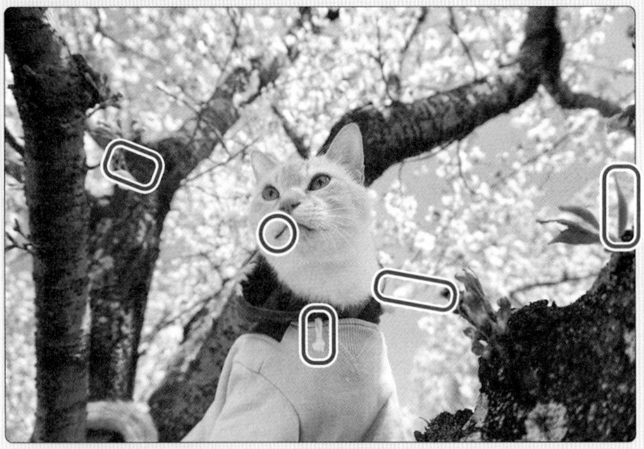

⑰転生ねこ（P21）

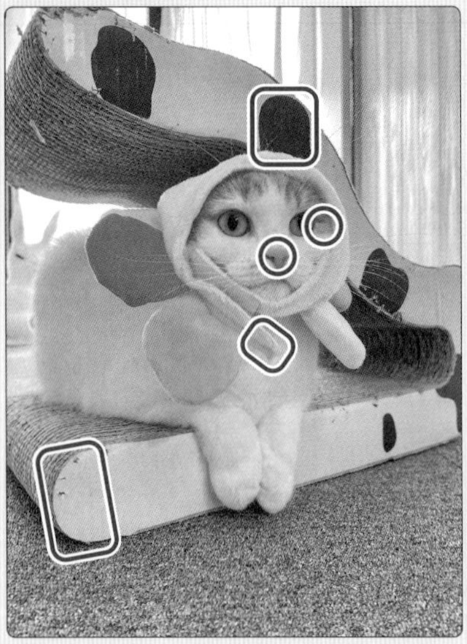

⑱福招きねこ（P22）

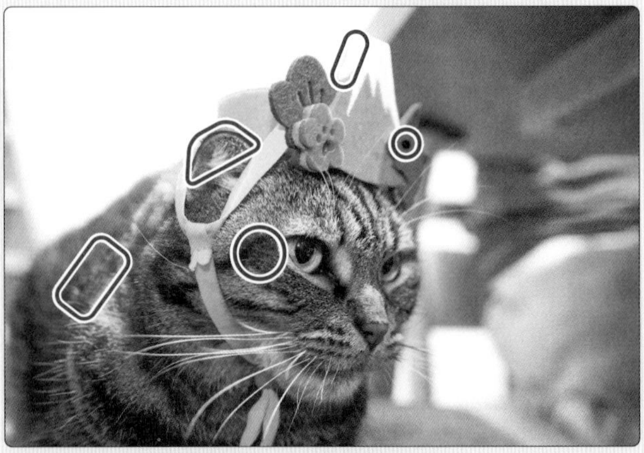

⑲サメねこ（P23）

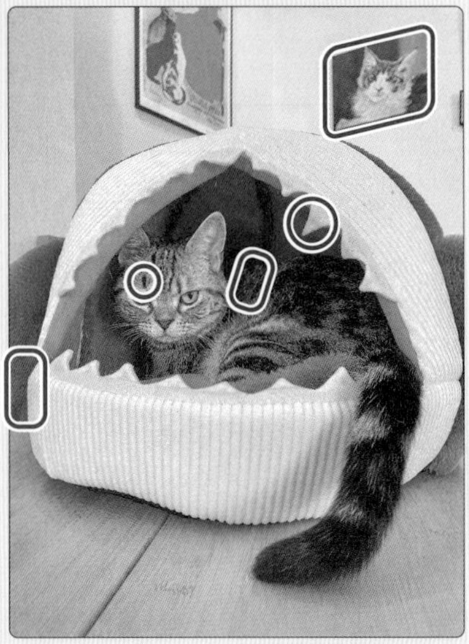

⑳朗報ねこ（P24）

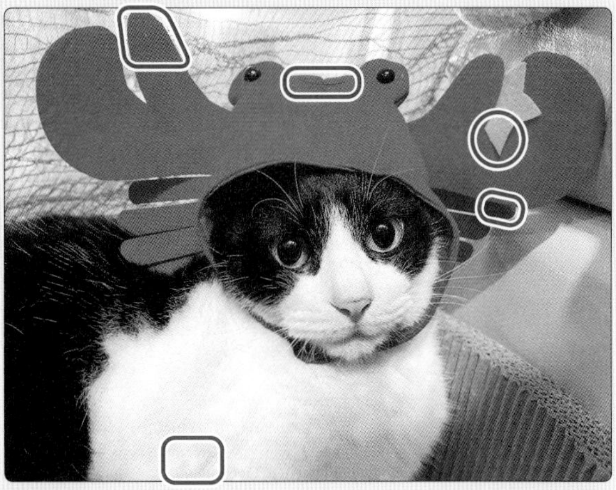

㉑ウシねこ（P25）

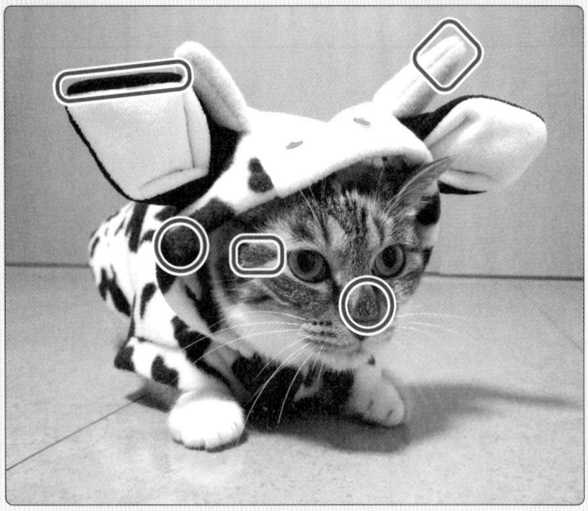

㉒キリンねこ（P26）

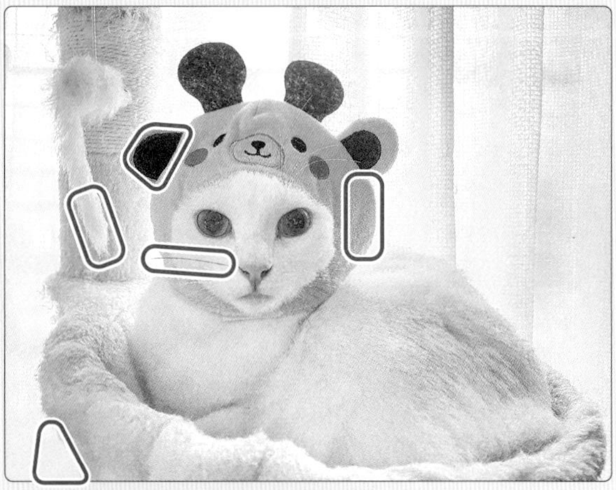

㉓ライダーねこ（P27）

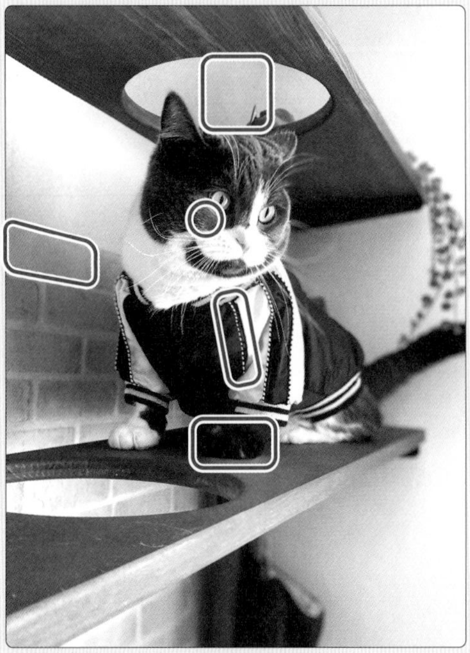

㉔ラップ初めてねこ (P28)

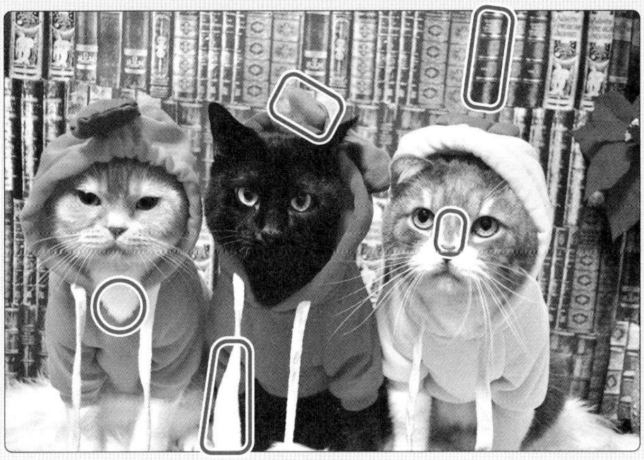

㉕シャーロックねこ (P29)

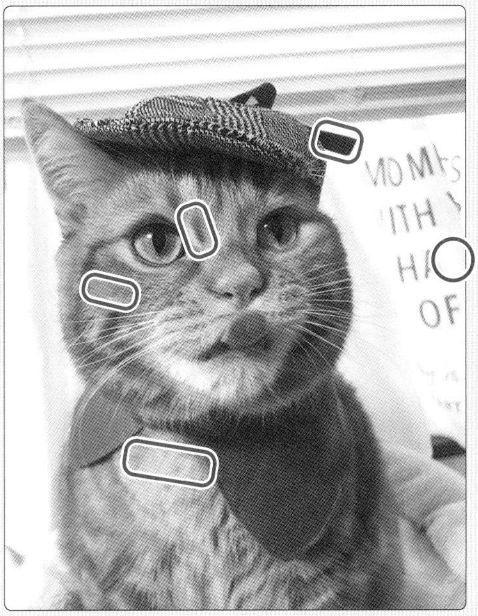

㉖成長期ねこ (P30)

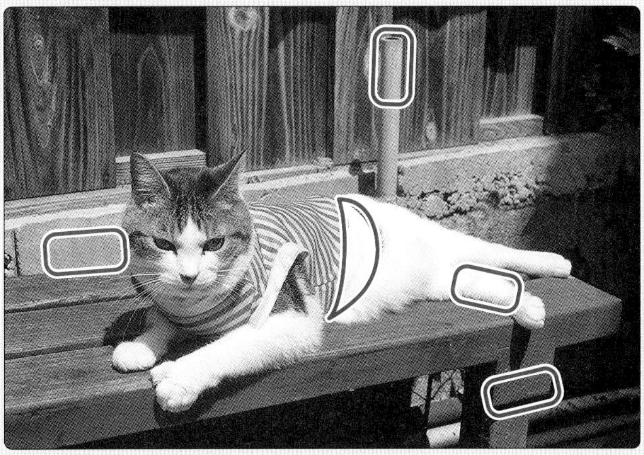

㉗カンフーねこ (P31)

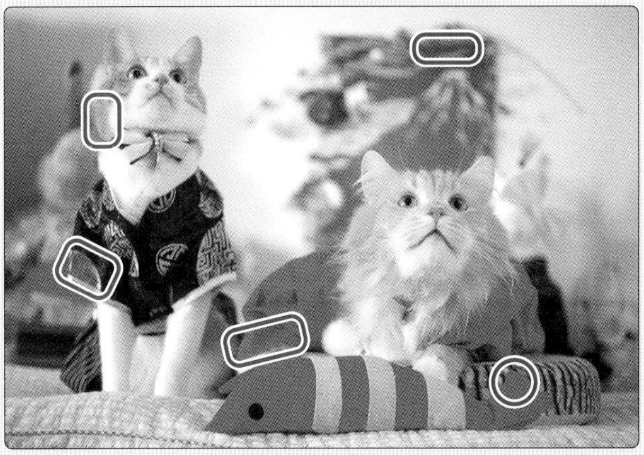

㉘船乗りねこ (P32)

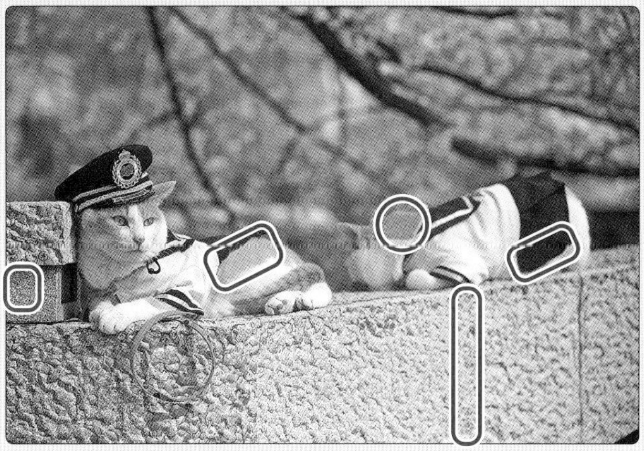

㉙パンダになりたいねこ (P33)

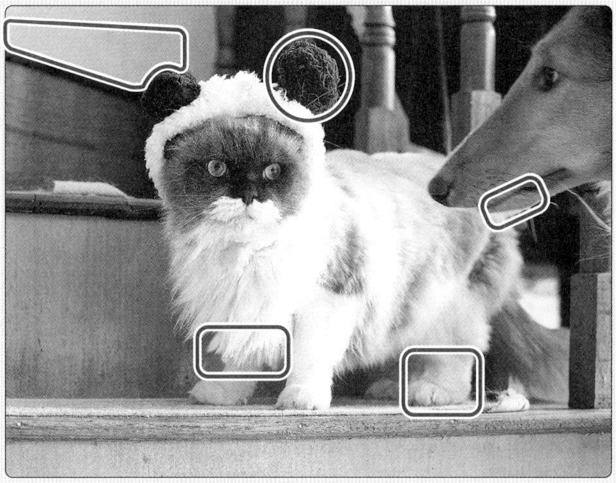

㉚次の家事をしたいねこ (P34)

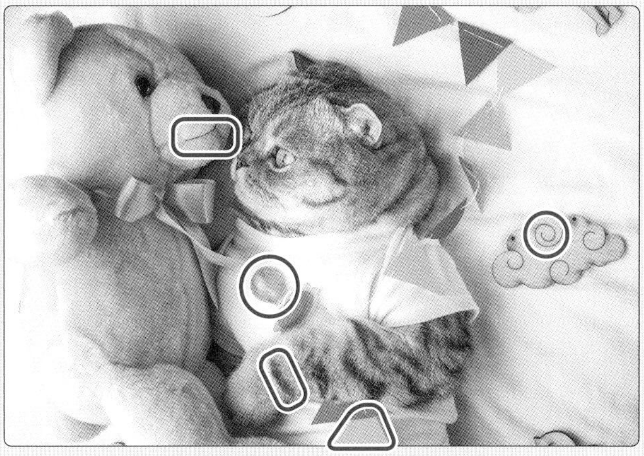

㉛休憩ポリスにゃん (P35)

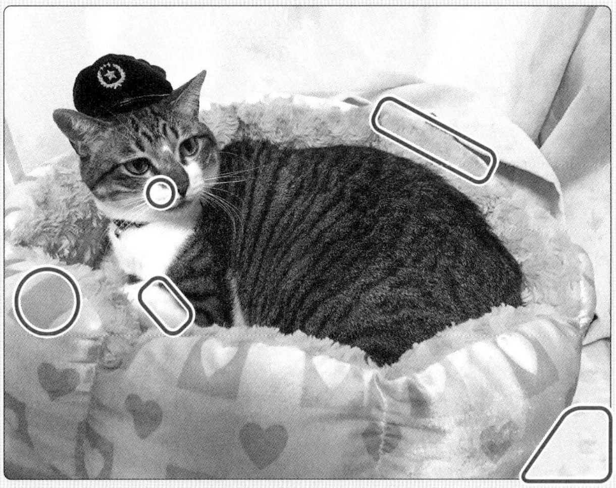

㉜ライオンねこ（P36）

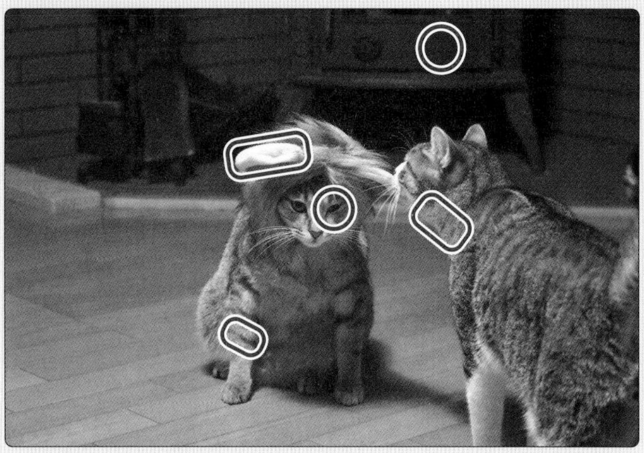

㉝飾りつけねこ（P37）

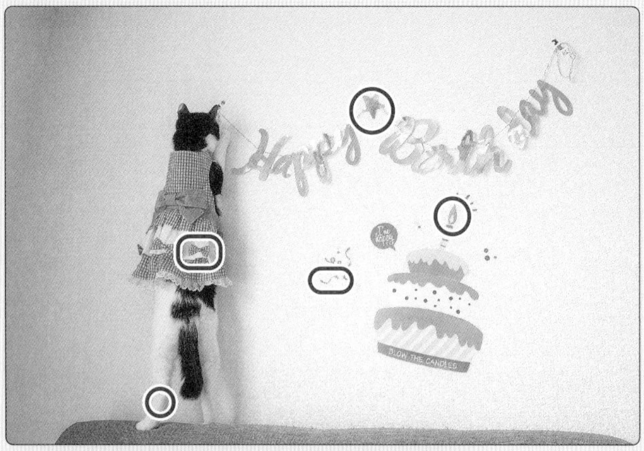

㉞偉いねこ（P38）

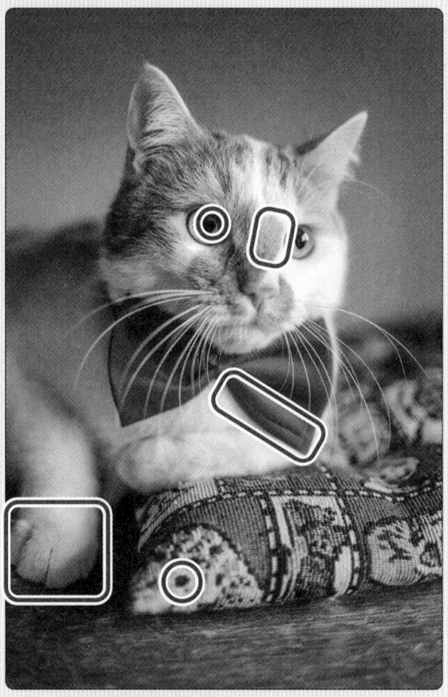

㉟あとのまつりねこ（P39）

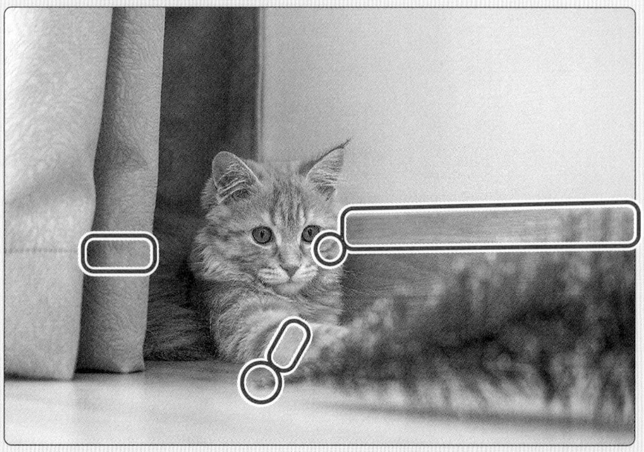

㊱にゃんこ居酒屋（P40）

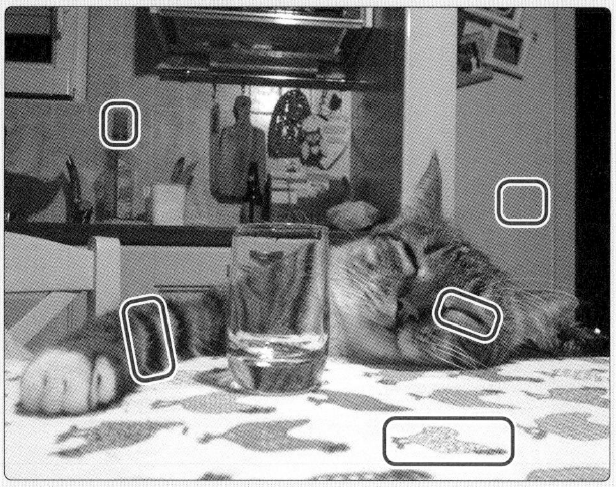

㊲悲しみのねこ（P41）

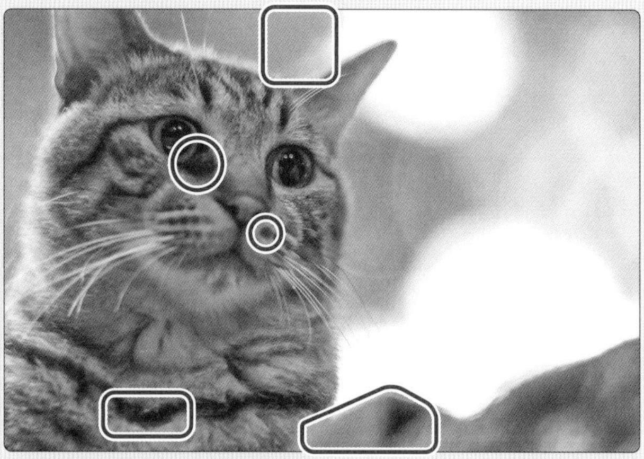

㊳待ち遠しねこ（P42）

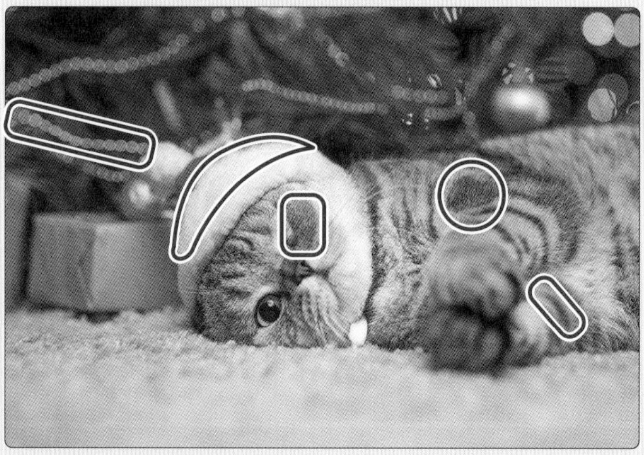

㊴真相に迫るねこ（P43）

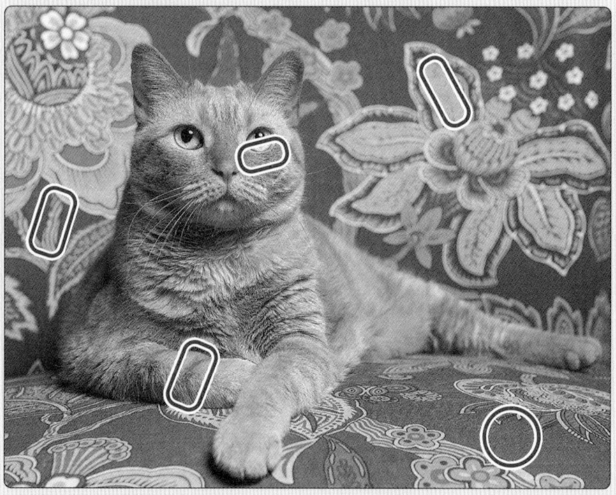

㊵これじゃにゃい（P44）

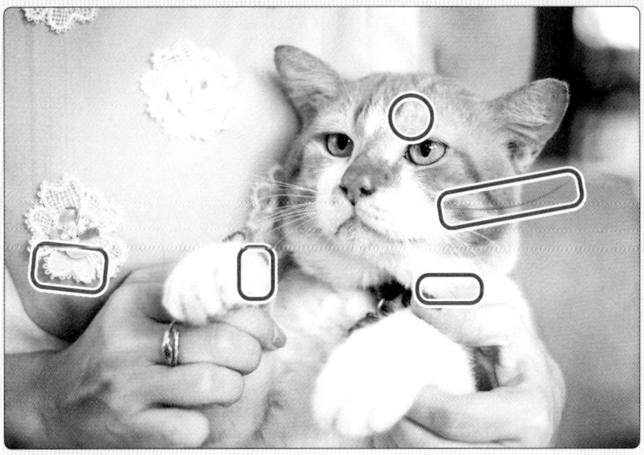

㊶待ってたねこ（P45）

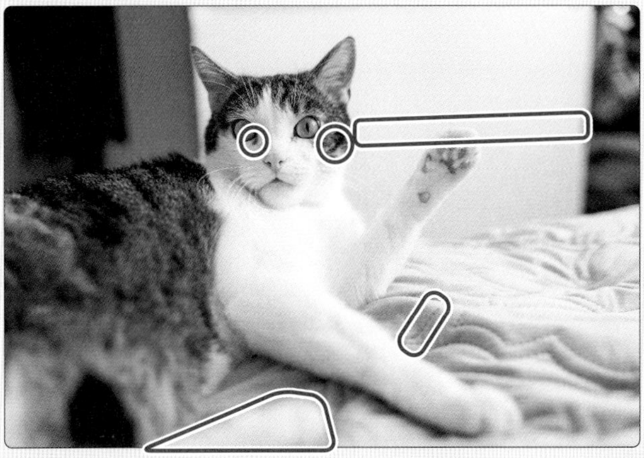

㊷ピアノの先生ねこ（P46）

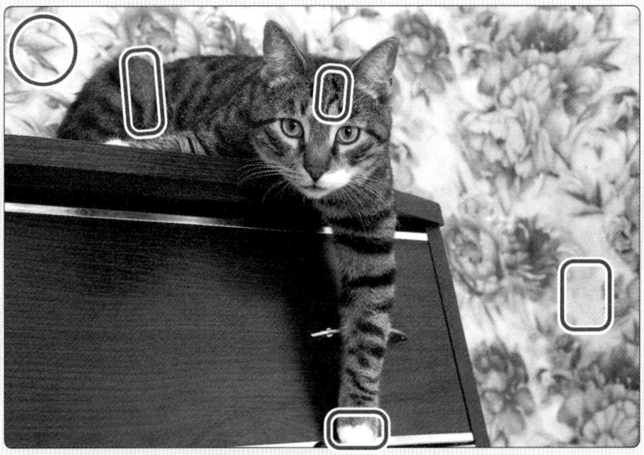

㊸カエルねこ（P47）

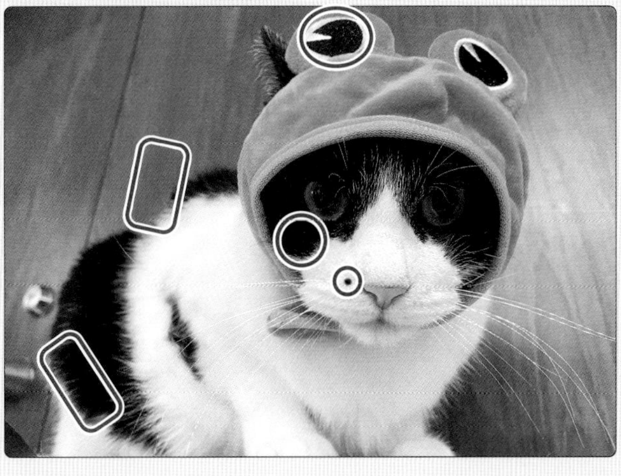

㊹クイズ番組視聴ねこ（P48）

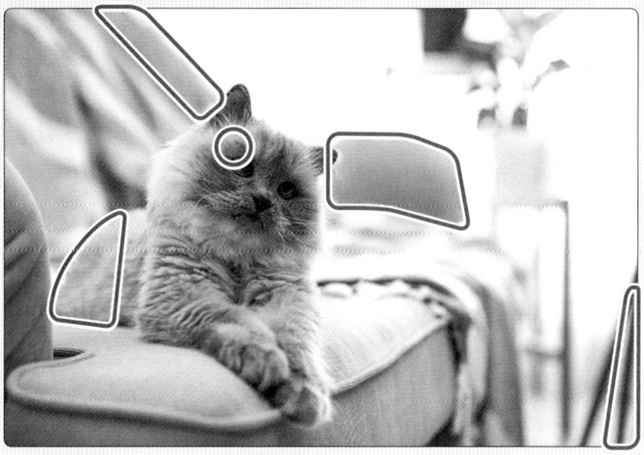

㊺だるまさんが転んだねこ（P49）

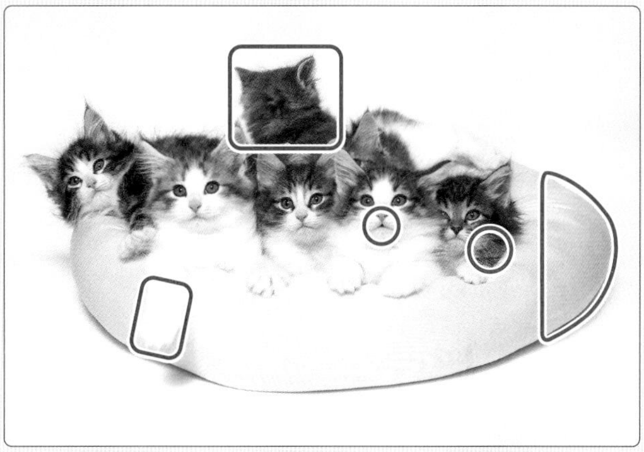

㊻ツチノコねこ（P50）

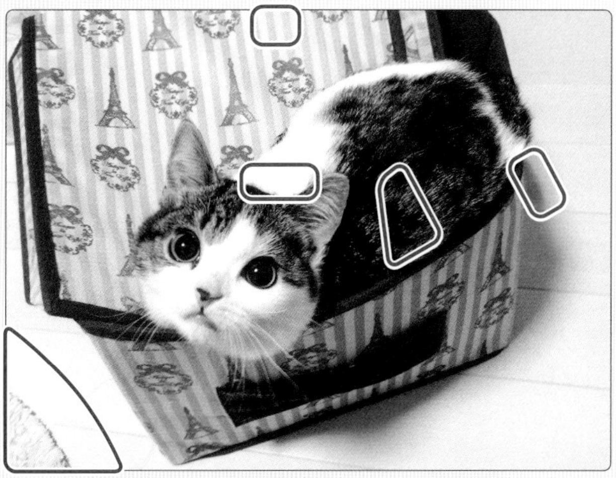

㊼ビリビリねこ（P51）

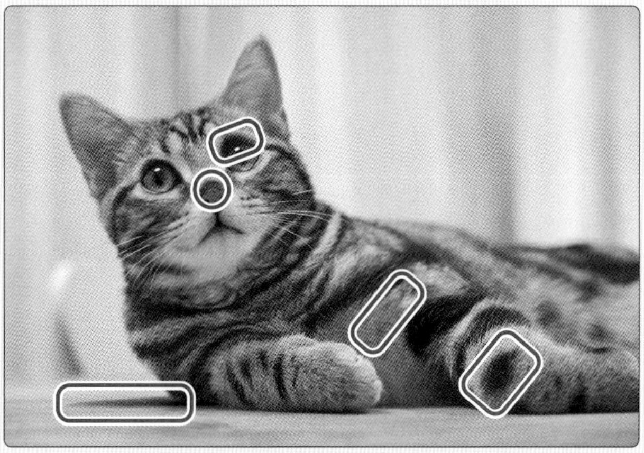

48 物思いねこ（P52）

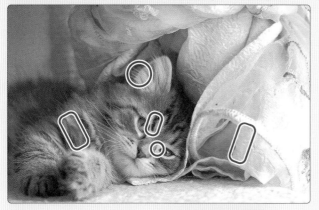

49 替わってねこ（P53）

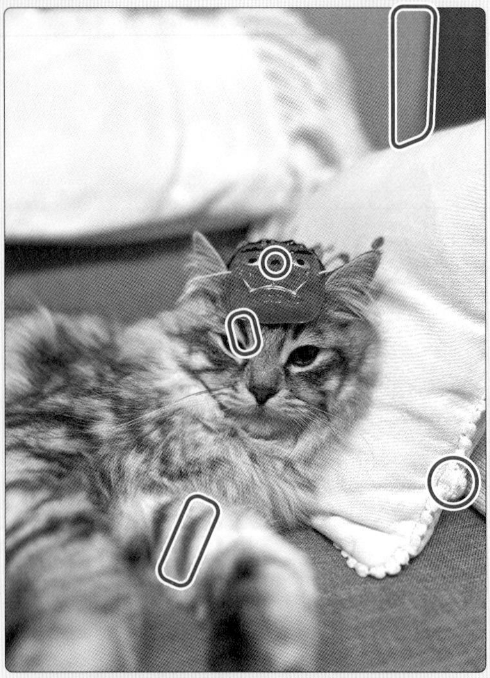

50 バラねこ（P53）

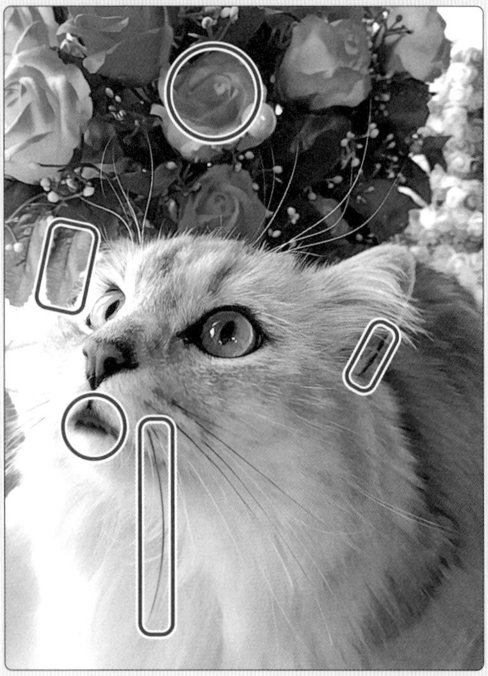

51 新催眠術ねこ（P54）

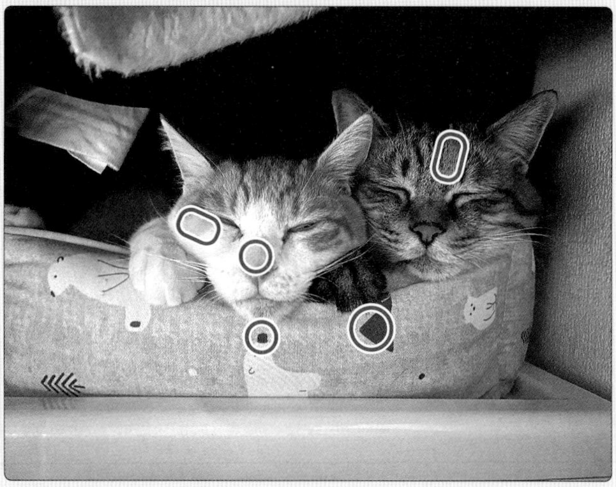

52 ハンモックねこ（P55）

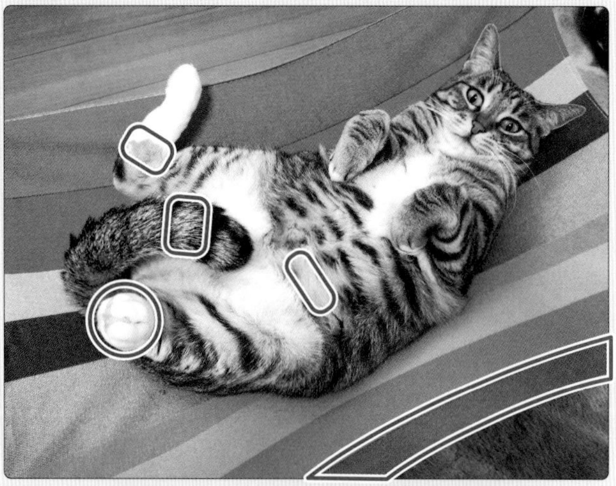

53 頭アンテナねこ（P56）

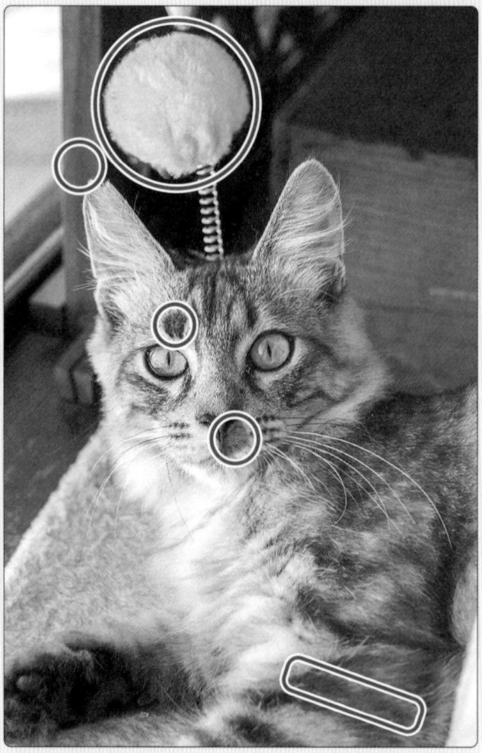

54 シャチホコねこ（P57）

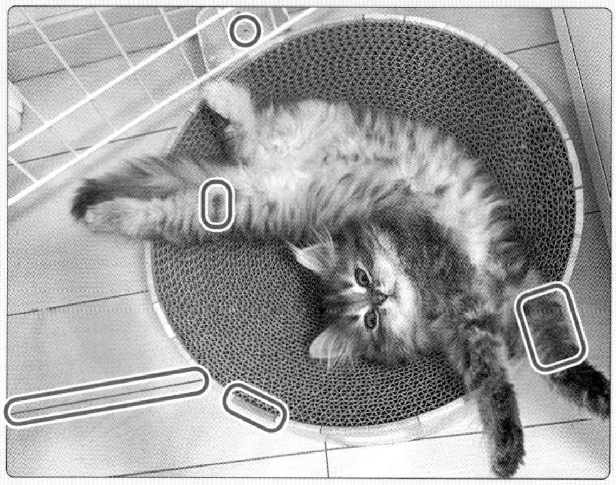

55 ウエイトレスねこ（P58）

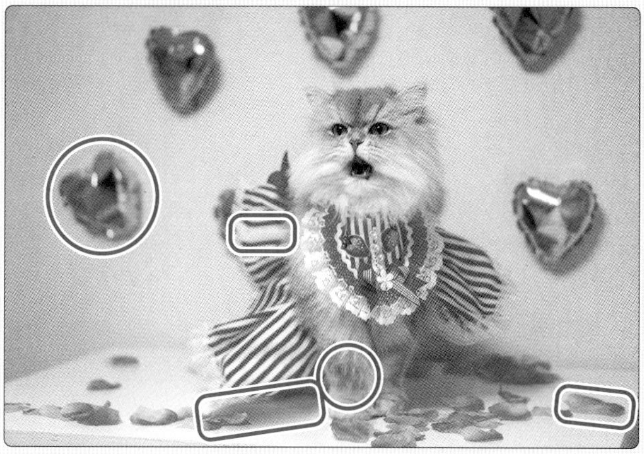

56 昼寝から覚めたねこ（P59）

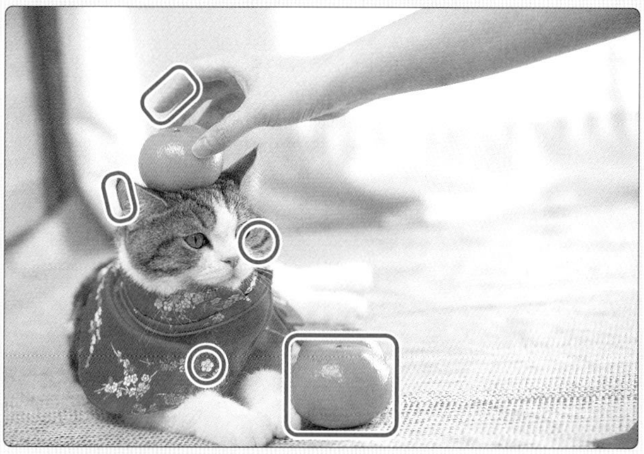

57 花嫁ねこ（P60）

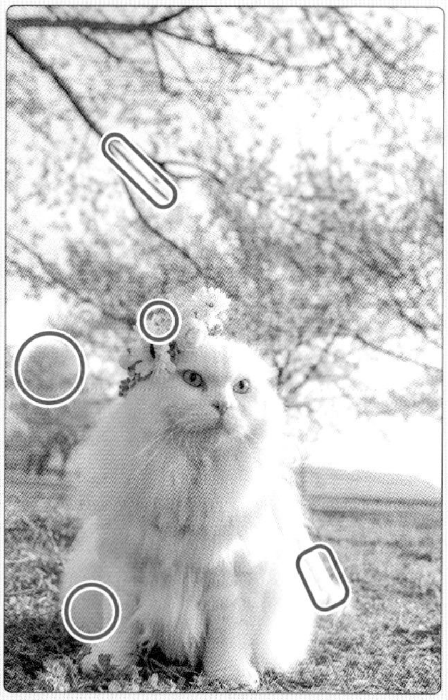

58 ミツバチねこ（P61）

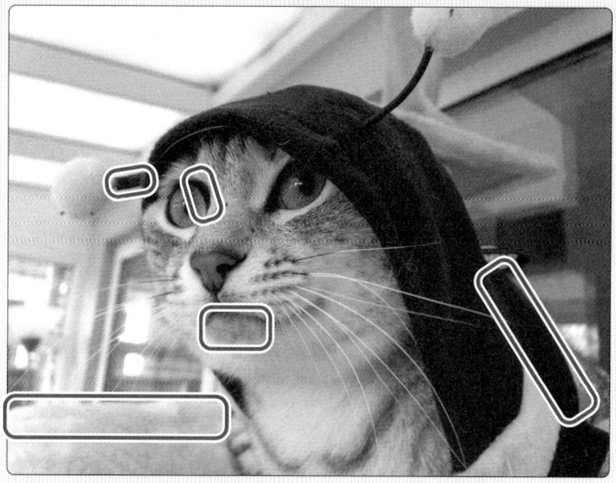

59 魔女見習いのねこ（P62）

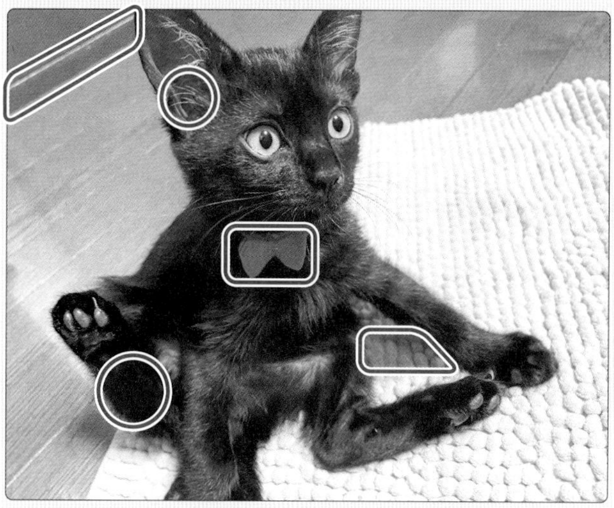

60 夢の中ねこ（P63）

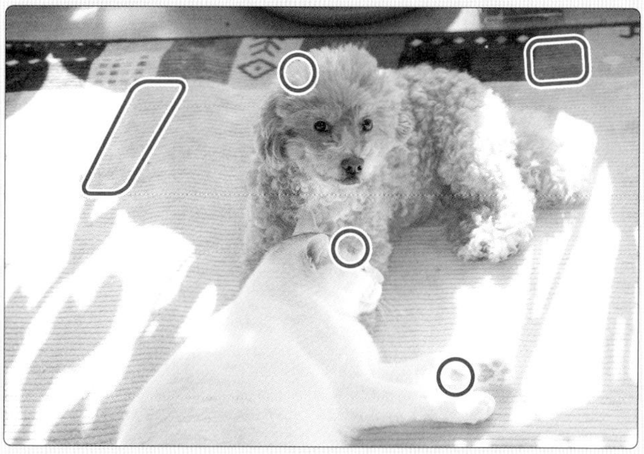

カバーの解答

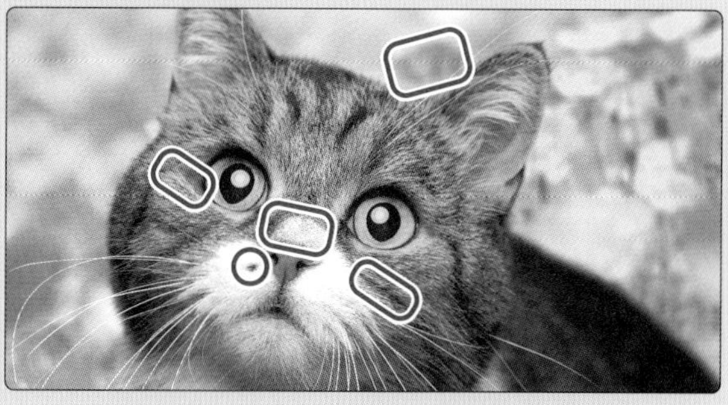

毎日脳活 スペシャル

にゃんと1分見るだけ！
記憶脳 瞬間強化

ねこのまちがいさがし ⑪

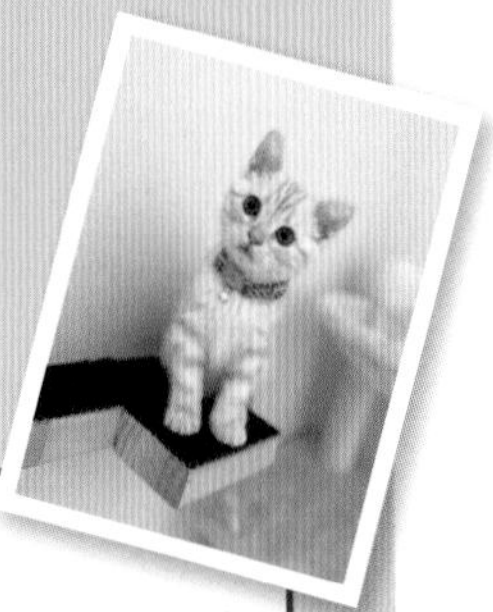

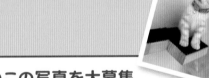

ねこの写真を大募集

『毎日脳活』編集部では、みなさまがお持ちの「ねこの魅力が伝わるかわいい写真」を大募集しています。お送りいただいた写真の中からよいものを選定し、本シリーズの「まちがいさがし」の題材として採用いたします。採用写真をお送りくださった方には薄謝を差し上げます。

送り先 neko@wks.jp

※応募は電子メールに限ります。
※お名前・年齢・ご住所・電話番号・メールアドレス・ねこの名前を明記のうえ、タイトルに「ねこの写真」と記してお送りください。
※なお、写真は、第三者の著作権・肖像権などいかなる権利も侵害しない電子データに限ります。
※写真のデータサイズが小さい、画像が粗い、画像が暗いなどの理由で掲載できない場合がございます。

ご応募をお待ちしております。

監修

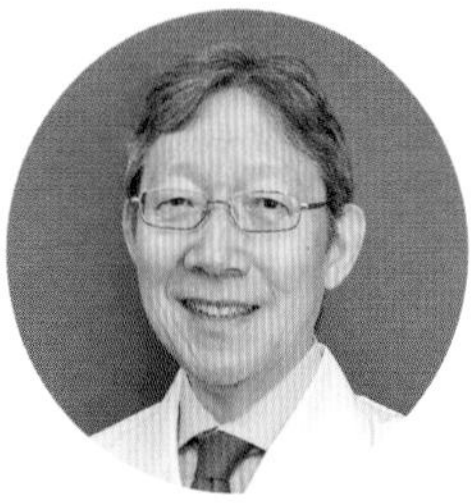

杏林大学名誉教授・医学博士
古賀良彦（こが よしひこ）

慶應義塾大学医学部卒業。杏林大学医学部精神神経科学教室主任教授を経て現職。
専門分野は精神障害の精神生理学的研究ならびに香りや食品が脳機能に与える効果の脳機能画像および脳波分析による研究。ぬり絵や折り紙、間違い探し、ゲームなどによる脳機能活性化についても造詣が深い。

編集人	飯塚晃敏
編集	株式会社わかさ出版　原 涼夏　谷村明彦
装丁	遠藤康子
本文デザイン	カラーズ
問題作成	飛倉啓司　吉野晴朗　プランニングコンテンツ・プラスワン
漫画	前田達彦
写真協力	PIXTA　Adobe Stock
発行人	山本周嗣
発行所	株式会社 文響社 ホームページ　https://bunkyosha.com メール　info@bunkyosha.com
印刷	株式会社 光邦
製本	古宮製本株式会社

この本に関するご意見・ご感想をお寄せいただく場合は、
郵送またはメール（info@bunkyosha.com）にてお送りください。